思想觀念的帶動者
文化現象的觀察者
本土經驗的整理者
生命故事的關懷者

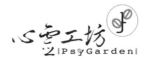

Mental Health

黑暗來襲，風暴狂飆，讓生命承載著脆弱與艱辛

猶如汪洋中一塊浮木，飄向無盡混沌迷霧

勇敢接受生命中的不完美，視為珍寶禮物

懷著信心、希望與愛，重燃生命，點亮靈魂！

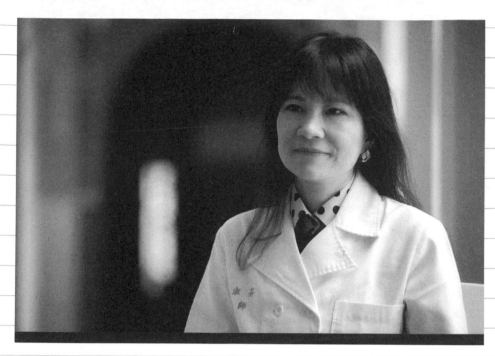

家有過動兒

幫助ADHD孩子快樂成長

活潑好動的小馬達，熱情好辯的跳跳虎，既可愛又讓人頭痛
透過適當的治療，就可活出美好天賦！

臺大醫師到我家

精神健康系列

高淑芬————著

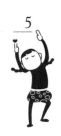

【總序】

視病如親的具體實踐

高淑芬

　　我於2009年8月，承接胡海國教授留下的重責大任，擔任臺大醫學院精神科、醫院精神醫學部主任，當時我期許自己每年和本部同仁共同完成一件事，而過去四年已完成兩次國際醫院評鑑（JCI），國內新制醫院評鑑，整理歷屆主任、教授、主治醫師、住院醫師、代訓醫師於會議室的科友牆，近兩年來另一件重要計畫是策劃由本部所有的主治醫師親自以個人的臨床經驗、專業知識，針對特定精神科疾病或主題，撰寫供大眾閱讀的精神健康保健叢書，歷經策劃兩年，逐步付梓，從2013年8月底開始陸續出書，預計2014年底，在三年內完成全系列十七本書。

　　雖然國內並無最近的精神疾病盛行率資料，但是由世界各國精神疾病的盛行率（約10～50%）看來，目前各

種精神疾病的盛行率相當高，也反映出維持精神健康的醫療需求量和目前所能提供的資源是有落差。隨著全球經濟不景氣，臺灣遭受內外主客觀環境的壓力，不僅個人身心狀況變差、與人互動不良，對事情的解讀較為負面，即使沒有嚴重到發展為精神疾病，但其思考、情緒、行為的問題，可能已達到需要尋求心理諮商的程度。因此，在忙碌競爭的現代生活，以及有限的資源之下，這一系列由臨床經驗豐富的精神科醫師主筆的專書，就像在診間、心理諮商或治療時，可以提供國人正確的知識及自助助人的技巧，以減少在徬徨無助的時候，漫無目的地瀏覽網頁、尋求偏方，徒增困擾，並可因個人問題不同，而選擇不同主題的書籍。

即使是規律接受治療的病人或家屬，受到看診的時間、場合限制，或是無法記得診療內容，當感到無助灰心時，這一【臺大醫師到我家・精神健康系列】叢書，就像聽到自己的醫師親自告訴你為什麼你會有困擾、你該怎麼辦？透過淺顯易懂的文字，轉化成字字句句關心叮嚀的話語，陪伴你度過害怕不安的時候，這一系列易讀好看的叢書，不僅可以解除你的困惑，更如同醫師隨時隨地溫馨的叮嚀與陪伴。

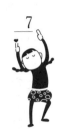

　　此系列叢書最大的特色是國內第一次全部由臺大主治醫師主筆，不同於坊間常見的翻譯書籍，不僅涵蓋主要的精神疾病，包括自閉症、注意力不足過動症、早期的精神分裂症、焦慮症、失智症、社交焦慮症，也討論現代社會關心的主題，例如網路成癮、失眠、自殺、飲食、兒童的情緒問題，最後更包括一些新穎的主題，例如親子關係、不想上學、司法鑑定、壓力處理、精神醫學與遺傳基因。本系列叢書也突顯臺大醫療團隊的共同價值觀——以病人為中心的醫療，和團隊合作精神——只要我們覺得該做的，必會團結合作共同達成；每位醫師對各種精神疾病均有豐富的臨床經驗，在決定撰寫主題時，大家也迅速地達成共識、一拍即合，立即分頭進行，無不希望盡快完成。由於是系列叢書，所以封面、形式和書寫風格也需同步調整修飾，大家的默契極優，竟然可以在忙於繁重的臨床、教學、研究及國際醫院評鑑之時，順利地完成一本本的書，實在令人難以想像，我們都做到了。

　　完成這一系列叢書，不僅要為十七位作者喝采，我更要代表臺大醫院精神部，感謝心靈工坊的總編輯王桂花女士及其強大的編輯團隊、王浩威及陳錫中醫師辛苦地執行編輯和策劃，沒有他們的耐心、專業、優質的溝通技巧及

時間管理，這一系列叢書應該是很難如期付梓。

　　人生在世，不如意十之八九，遇到壓力、挫折是常態，身心健康的「心」常遭到忽略，而得不到足夠的了解和適當的照顧。唯有精神健康、心智成熟才能享受快樂的人生，臺大精神科關心病人，更希望以嚴謹專業的態度診療病人。此系列書籍正是為了提供大眾更普及的精神健康照護而產生的！協助社會大眾的自我了解、回答困惑、增加挫折忍受度及問題解決能力，不論是關心自己、孩子、學生、朋友、父母或配偶的身心健康，或是對於專業人士，這絕對是你不可或缺、自助助人、淺顯易懂、最生活化的身心保健叢書。

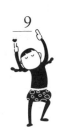

【主編序】

本土專業書籍的新里程

王浩威、陳錫中

　　現代人面對著許多心身壓力的困擾，從兒童、青少年、上班族到退休人士，不同生命階段的各種心身疾患和心理問題不斷升高。雖然，在尋求協助的過程，精神醫學的專業已日漸受到重視，而網路和傳統媒體也十分發達，但相關知識還是十分片斷甚至不盡符實，絕大多數人在就醫之前經常多走了許多冤枉路。市面上偶爾有少數的心理健康書籍，但又以翻譯居多，即使提供非常完整的資訊，卻也往往忽略國情和本土文化的特性和需求，讀友一書在手，可能難以派上實際用途。

　　過去，在八○年代，衛生署和其他相關的政府單位，基於衛生教育的立場，也曾陸續編了不少小冊式的宣傳品。然而，一來小冊式的內容，不足以滿足現代人的需

　要：二來，這些政府印刷品本身只能透過分送，一旦分送完畢也就不容易獲得，效果也就十分短暫了。

　　於是整合本土醫師的豐富經驗，將其轉化成實用易懂的叢書內容，成為一群人的理想。這樣陳義甚高的理想，幸虧有了高淑芬教授的高瞻遠矚，在她的帶領與指揮下，讓這一件「對」的事，有了「對」的成果：【臺大醫師到我家・精神健康系列】。

　　臺大醫院精神醫學部臥虎藏龍，每位醫師各有特色，但在基本的態度上，如何秉持人本的精神來實踐臨床的工作是十分一致的。醫師們平時為患者所做的民眾衛教或是回應診間、床邊患者或家屬提問問題時的口吻與內容，恰好就是本書系所需要的內涵：儘可能的輕鬆、幽默、易懂、溫暖，以患者與家屬的角度切入問題。

　　很多人都是生了病，才會積極尋求相關資訊；而在尋尋覓覓的過程中，又往往聽信權威，把生病時期的主權交託給大醫院、名醫師。如果你也是這樣的求醫模式，這套書是專為你設計：十七種主題，案例豐富，求診過程栩實，醫學知識完整不艱澀，仿如醫師走出診間，為你詳細解說症狀、分享療癒之道。

　　編著科普類的大眾叢書，對於身處醫學中心的醫師們

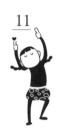

而言，所付出的心力與時間其實是不亞於鑽研於實驗室或科學論文，而且出書過程比預期的更耗工又費時，但為了推廣現代人不可不知的心身保健的衛教資訊，這努力是值得的。我們相信這套書將促進社會整體對心身健康的完整了解，也將為關心精神健康或正為精神疾患所苦的人們帶來莫大助益。

這樣的工作之所以困難，不只是對這些臺大醫師是新的挑戰，對華文的出版世界也是全新的經驗。專業人員和書寫工作者，這兩者角色如何適當地結合，在英文世界是行之有年的傳統，但在華文世界一直是闕如的，也因此在專業書籍上，包括各種的科普讀物，華人世界的市面上可以看到的，可以說九成以上都是仰賴翻譯的。對這樣書寫的專門知識的累積，讓中文專業書籍的出版愈來愈成熟也愈容易，也許也是這一套書間接的貢獻吧！

這一切的工程，從初期預估的九個月，到最後是三年才完成，可以看出其中的困難。然而，這個不容易的挑戰之所以能夠完成，是承蒙許多人的幫忙：臺大醫院健康教育中心在系列演講上的支持，以及廖碧媚護理師熱心地協助系列演講的籌劃與進行；也感謝心靈工坊莊慧秋等人所召集的專業團隊，每個人不計較不成比例的報酬，願意投

入這挑戰；特別要感謝不願具名的黃先生和林小姐，沒有
他們對心理衛生大眾教育的認同及大力支持，也就沒有這
套書的完成。

這是一個不容易的開端，卻是讓人興奮的起跑點，相
信未來會有更多更成熟的成果，讓醫病兩端都更加獲益。

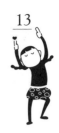

【自序】

不再徬徨無助

高淑芬

　　回想在第二年住院醫師兒心訓練時期（1990年），我第一次接觸注意力不足過動症（ADHD）的男孩，現在都已經三十歲了。我還記得當時的他老是坐不住，站著時全身不停扭動，有時發呆，有時玩弄橡皮擦、抓衣服，有時看弟弟在玩什麼、跑過去碰一下弟弟馬上被叫回來，試著寫名字，可還沒寫完就跑到兒心舊籃球場，由窗戶爬進診間……他的過動、分心和不能等待，讓我記憶猶新。除了見識到他無法控制、力不從心，成為眾矢之的，也看到他父母的疲憊無奈。做事一向循規蹈矩的我和乖乖牌的手足一起長大，從小就在女生班就讀、直到醫學系，那天我終於見識到，原來專心、坐好、耐心對某些孩子是這麼困難，而他們的父母是那麼的無助，那一刻我便決心專攻過

動兒領域了。

　　1998年赴耶魯留學之前，雖然已經有許多臨床治療ADHD孩子的經驗，但是國內對ADHD的診斷多有質疑，父母、老師及社會大眾對這些孩子也有許多誤解。我讀了數百篇的學術論文，深深相信ADHD是可以在臨床上診斷出來的。

　　我帶著兩個孩子到耶魯攻讀博士學位時，研究主題即是多種族的ADHD長期追蹤研究，因而親炙歐美學者整體且多層面地研究ADHD，深感他們的臨床評估和治療模式是值得效法的。三年內獲得博士學位、滿載而歸之後，我開始建立多種評估工具，包括問卷、量表、劍橋神經心理學電腦測驗和時間知覺測驗等，不僅用於ADHD個案及家族研究，也用於臨床評估，並檢測各種治療模式的療效。後來ADHD量表已廣為國內各學校、診療機構及社區使用，對篩選、輔助評估及療效參考有不少貢獻。

　　這十年來，我積極進行ADHD及家族的臨床、行為、神經心理學、腦影像及基因學研究，將研究資源及成果融入臨床診療，讓ADHD患者獲得完整的評估及多面向的治療。已發表超過五十多篇國際期刊論文，到過多國演講，但是因為忙碌的臨床、教學、研究及行政工作，撰寫一

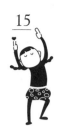

本以一般大眾為主要讀者群的ADHD專書的心願一直延滯著。這次由於臺大精神學醫學部全體主治醫師和心靈工作坊計畫合作出版一系列的大眾精神保健叢書，身為主任的責任感，迫使我這本《家有過動兒》必須如期付梓，竟也就完成了我多年心願。

為什麼一直想撰寫一本一般讀者可閱讀的ADHD書籍呢？理由是，我看過數千名ADHD患者，雖然每個人及家庭都有不同的表現及問題，但是有許多共同的特徵和困難，處理的方式及建議即使不盡相同，原則和方法多有雷同，再加上國內健保制度遂行之後，常不容許醫師提供足夠的診療諮商時間，要讓父母和老師在有限的診療時間了解及學會有效的親子溝通和行為處理技巧，一本隨手可得隨時可讀的大眾書籍絕對是不可或缺的。此外，由於網路發達、言論自由，時有不正確、誤導ADHD成因及診斷的評論，甚至抨擊具有實證的治療方式，造成患者、家屬及治療者的困擾，診間有限的治療時間難以恰當得宜的使用，一天工作超過十六個小時的我，也無力無心去回應這些文章和報導，在在更堅定我寫書的決心，以提供正確的ADHD知識及治療」。相信針對所有的迷思和問題，應該都可以在這本書找到答案。

　　這本書包括四大部分：一、認識ADHD，二、ADHD的診斷及成因，三、ADHD的藥物治療，四、ADHD的行為治療。撰寫方式是以我過去針對父母、老師及青少年患者的四次大眾演講為基礎，再加上長期的臨床經驗和本土研究結果。

　　若要問這本書和坊間ADHD的翻譯書有何不同？可以說，這本書就像我給父母或患者在診間數小時至數十小時的諮詢，讓他們知道什麼是ADHD，孩子在身心層面、多情境下的表現為何？為什麼孩子是ADHD？我怎麼診斷的？不管孩子只是有些症狀或嚴重到符合診斷時，父母及老師該如何以行為治療改善他們的行為？而當診斷確定了，在家中、學校人際學習已造成明顯障礙時，何時需要開始接受藥物治療？如何預防和處理可能的副作用？

　　有了這本書，就好像讀者可以隨時找到高醫師解答困惑，不必等待冗長的門診，不需要徬徨無助，不必漫無目的地尋找網路文章，不再找不到人訴苦。

　　二十多年來，我從患者及父母學到很多，是你們教我什麼是無條件的愛與包容，什麼是有責任的管教和溝通。無數的孩子和父母在我面前哭泣，也有不少人因等門診太久不耐煩，指責我，抱怨我偏心給前一個孩子較多時間，

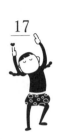

不論多晚、多忙我都盡我所能把時間給你們，因為你們已成為我生命中重要的一部份，讓你們發揮潛能，健康快樂的成長已經是我的使命了。

而在我的體力和時間愈來愈有限的現況下，我深深感到無法滿足患者及家屬渴望延長診療的需要，很高興，經過一年多的努力，這本書終於完成了，我相信它可以部分解決目前兒童精神或心智科診療ADHD患者的困境。這本淺顯易懂、不失專業的ADHD自助助人書籍，一定可以為父母、老師、助人工作者等帶來最大助益，協助家有過動兒的父母成為得心應手、快樂的稱職父母，過動兒也可以在愛與了解的環境下成長、自由揮灑。

最後，我要感謝ADHD患者和所有的父母！我從你們身上學到愛與尊重，也謝謝你們激發了我的研究熱誠，讓臺灣的ADHD研究在國際學術舞臺占有一席之地。

目　錄

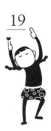

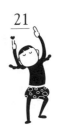

【前言】

挫折的孩子，失落的父母

　　以下三個案例的主角，雖然性別、年齡不同，卻都因為健忘、好動、不專心、缺乏耐性，讓身邊的人傷透腦筋。大人們以為這是故意搗蛋、屢勸不聽，於是為他們貼上「不聽話」、「壞孩子」、「沒禮貌」、「不負責任」的標籤，卻不知道這些麻煩行為的背後，還有一種可能性：他們或許是ADHD患者。

【案例一】

無法乖乖做功課的小寶

陳爸爸跟小寶的關係一直很緊張。陳爸爸對孩子有很高的期待，花很多心思栽培他，無奈小寶讀書老是不專心，寫功課拖拖拉拉，每次考試分數都很難看，而且都是粗心犯的錯。

陳爸爸最近買新房子，為了讓小寶好好念書，他特別佈置一間漂亮的書房，書桌正對著大窗戶，窗外有綠意盎然的公園，書桌旁還擺了一個大書架，上面擺滿童書跟小寶心愛的玩具。他期待小寶會在這麼棒的書房裡，好好讀書。

小寶很喜歡他的新書房，但是，卻變得更不專心。只要外面公園裡有什麼風吹草動，一隻小鳥飛過、一陣笑聲傳來，小寶這個好奇寶寶立刻探頭出去，一看究竟。

每天回家前，陳爸爸都打定主意，不斷提醒自己：「今天絕對不要動氣，要好好說話，只要小寶表現好，就以冰淇淋為獎賞。」可是一踏進書房，他看到書架上的玩具、繪本到處亂扔；小寶的功課依舊沒寫完，寫字就像鬼

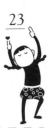

畫符，還嘻皮笑臉一直頂嘴。

　　陳爸爸忍不住教訓小寶一頓，看到孩子眼淚汪汪的樣子，內心無比失落懊惱：「我這樣費盡苦心，他為什麼不聽話？他明明就不笨，為什麼不能專心？他小時候那麼可愛，為什麼上學後就變了樣？」

　　直到醫師確認，小寶有明顯的專注力問題，陳爸爸才恍然大悟。原來小寶不是故意耍賴，而是先天體質就容易分心。陳爸爸聽從醫師的建議，把書桌從窗邊移開，面對一面白牆，桌上除了課本之外，不放任何玩具或圖畫書，只要認真寫作業十分鐘，就可以站起來玩一玩，不再強求他一口氣把功課寫完。經過這樣的修正，小寶果然有明顯的進步，父子之間再也不必劍拔弩張了。

【案例二】

停不下來的跳跳虎

　　活蹦亂跳的小初是老師眼中的大麻煩。他身上就像裝了一顆小馬達，整天跳來跳去一刻不得閒。下課時，同學們在走廊上都好好走路，他非要橫衝直撞；上課時間，大家都乖乖坐好，他卻老是東張西望，一下子翻書包一下子玩橡皮筋，不然就像沒骨頭似的，把頭擱在桌上，身體在椅子上扭動；當老師制止他，他安靜不到五分鐘，右手又不安分地游過自己的座位，越界到隔壁同學桌上。他很愛講話，聲音又大，什麼事都要搶先發表意見；他還愛插隊，大家都在排隊拿午餐，他卻把別人推開搶第一。他變成全班公敵，大家都罵他白目，老師也常處罰他，他雖然答應要改進，但不久又故態復萌，讓老師非常頭痛！

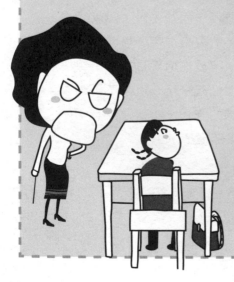

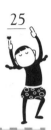

　　小初知道同學和老師都討厭他，心裡很難過，卻沒辦法克制自己，也沒辦法保持耐心。經過醫師診斷，確認他有過動的症狀，才讓他擺脫「故意搗蛋」的罪名和標籤。醫師利用門診時間，教他一個簡單的方法：「數數字」，每當他快要失去耐心時，就提醒自己要忍耐，先從一數到十，再想想下一步該怎麼做。

　　經過一段時間的反覆練習，小初的行為有了明顯改變，至少不會再衝動搶話，或胡亂推人，老師適時給予讚美，同學們也不再罵他，讓他很有成就感。

【案例三】

從健忘變憂鬱的迷糊媽媽

王太太超級健忘，從小媽媽就常罵她「不負責任」，上學老是忘記帶書包、便當、課本；長大後，自己當了媽媽，卻不改習性，有時候連要接送孩子的時間都忘光光。她的迷糊和健忘，讓她經常受到責備，也習慣懊惱自責，長期信心低落，甚至得了憂鬱症。

更糟糕的是，她發現孩子跟她一模一樣，老是忘東忘西，丟三落四，開了水龍頭就忘了關，老師交代的事轉身就忘，脾氣又很急躁，情況比她還誇張。「這難道是遺傳嗎？」王太太非常擔心，帶著孩子到醫院檢查，才發現孩子有ADHD，而她自己經過鑑定，同樣也是ADHD患者。

王太太在錯愕之餘，卻也如釋重負。原來她跟孩子的健忘都有原因，並不是因為太懶散，故意讓生活變得亂糟糟。她學會坦然接受自己和孩子的「缺陷」，不再自責，並接受治療，憂鬱症竟然也好轉了。

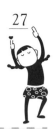

　　王太太深感慶幸的說：「醫師告訴我，ADHD患者很容易因為長期受挫，導致憂鬱。還好我及早發現，才不會讓孩子跟我一樣，一路被罵長大，一直活在沒有自尊和自責的陰影中。」

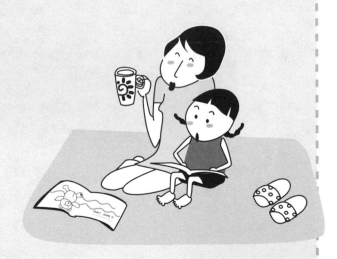

　　究竟什麼是ADHD？遇到這樣的孩子，父母和老師要如何面對？透過本書的說明，希望促進大家對ADHD孩子有更多瞭解，以正向態度幫助他們，讓這些孩子可以循序學習、快樂成長，活出屬於自己的美好天賦。

【第一章】

認識注意力不足過動症

他們粗心大意、橫衝直撞、
大聲嚷嚷、沒有耐性……
但是這些暴衝小孩熱情十足、活力、有創意;
只是需要比較多的體諒和包容。

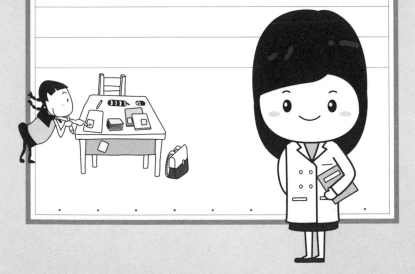

「注意力不足過動症」（Attention-Deficit／Hyperactivity Disorder，簡稱ADHD）是現代家庭、學校和社會不能不面對的問題。根據統計，臺灣兒童罹患ADHD的比例大約7%～8%，也就是一百位小朋友，有七位到八位可能是ADHD，平均每個班級都會出現一位到三位。

小孩子天生活潑好動，一群孩子聚在一起就像小麻雀，吱吱喳喳七嘴八舌，而且現代孩子比較有個性，喜歡發表意見，也喜歡到處探索、爬高竄低，這些都是正常的。在一群跑來跑去的小朋友當中，要如何區辨誰是正常的好動，誰又是需要幫助的ADHD兒童呢？

醫｜學｜小｜常｜識

ADHD的盛行率：

1. 世界各國研究的盛行率，介於5%～10%之間，平均為5.3%。
2. 臺灣ADHD兒童大約為7%～8%。
3. 美國全國性調查，成人ADHD患者大約3%～4%。
4. 性別差異：男多女少。

★以上盛行率與社會經濟階層、智商無關。

什麼是ADHD？

顧名思義，「注意力不足過動症」的主要症狀，包含兩個方面：一是注意力不足，二是過動和衝動的表現。

怎樣才是注意力不足？

我們做任何事情，即使是聽音樂、收拾書包、打掃房間、聽人家說話、寫功課、走路、開車、拿東西等等這些日常小事，都需要專注力。有足夠的注意力，才可以專心完成一件事情，如果注意力不足，就容易分心、恍神、健忘、出錯、拖延。

注意力不足的孩子有一些常見的特徵：上課容易發呆、做白日夢、分心、坐立難安、東張西望、忙這忙那、扭來扭去。因為專注力不足，做事總是拖拖拉拉、心不在焉、半途而廢、缺乏耐心、光說不練、粗心大意，東西雜亂無章，缺乏時間觀念，讓大人很頭痛。總括注意力不足的行為特徵，包含下列六個方面：

1.容易分心：

他們的注意力很容易被外在不相干的聲影、事務等刺激所吞噬，任何風吹草動都可以把他們的心思帶走。寫功

課時，一隻小鳥飛過，他的心也跟著飛走了，卡車**轟轟**經過，他的思緒也跟著滾動，忘了自己身在何處，更忘了桌上才開始寫的功課。

　　跟人聊天時，容易從 A 話題，轉到 B 或 C 話題，有時忘了回到 A 話題。本來和甲說話，乙或丙走過時，打個招呼、說了幾句話之後，便無法好好跟甲繼續說話，訊息也接收得零零落落。他們的心思就像斷線的風箏，隨著熱鬧好玩的世界到處飄遊。

2. 無法持續專注力：

　　不論是玩耍、日常生活或做功課，他們的專注力都無法持續，發呆、停下來、動作慢、拖拖拉拉，凡事要人提醒、叮嚀。因此，他們不喜歡且會逃避需要持續專注力的事情，例如做功課、寫報告、閱讀長篇文章和詳細的說明書等。

3. 健忘：

　　太容易分心的後果之一，就是健忘。叫他們下樓丟垃圾，才走到巷子口，就被便利商店新推出的玩具吸引，下一刻，又看見可愛的小狗，忍不住蹲下來跟狗玩，垃圾車都開走了，那包垃圾還拎在手上。

　　每天固定要用的上課用品，他們也沒辦法準備好。收

書包時被桌上的漫畫書吸引，原本該拿的數學課本和作業簿就忘了；每天出門都要進進出出好幾趟，不是忘了帶運動鞋，就是找不到水壺，有時甚至連書包都忘記拿。去學校的路上，一下跟同學打鬧、一下站在樹下看毛毛蟲，看到忘記了時間，每天上學都遲到。到了學校，不只沒帶課本和作業，連媽媽千叮嚀萬交代的班費也忘了帶。短短一個早上，把媽媽、老師、班長都惹生氣了。

4. 粗心大意：

他們很難注意細節，老是找不到東西、看錯數字、算錯零錢。做勞作時，剪刀明明就擺在眼前，但他就是看不到。媽媽叫他穿外套，他不是大喊大叫：「媽媽，找不到啦！真的沒有啦！」就是衣服穿反，鈕扣亂扣，襪子混搭。他們的成績通常不好，考試時常會出錯，考題明明都會，卻老是看錯題目、漏算數字、少寫筆畫，或填錯答案，真是冤枉。

5. 常常掉東西：

他們並沒有記憶功能損傷的問題，但是因為不專心，很多事情根本沒有記入腦袋裡，東西拿到哪裡就放到哪裡，一回頭又找不到，也經常弄丟隨身物品。唸小學時掉鉛筆、作業簿、橡皮擦，這是常態；長大一點就掉手機、

皮夾、雨傘。放學回家,經常因為找不到鑰匙而被鎖在門外。媽媽搖頭又嘆息:「我是不是該打一條鍊子,把所有東西都鍊在你身上,才不會掉光光?」

　　他們不只掉東西,還會忘記時間,包括交作業的時間、考試的時間、跟人約定的時間、同學集合的時間、該上床睡覺的時間……,遲到和遲交作業,在他們的生活裡司空見慣。

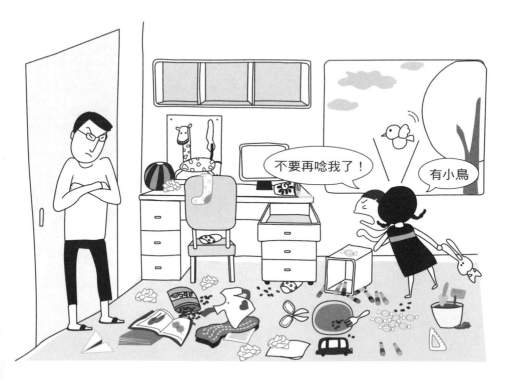

6.生活習慣差：

　　他們沒有耐心專注於細節，生活習慣當然是一團亂。每天放學一進門，爸媽就得跟在屁股後面收拾殘局：「說過多少次了，襪子脫下不要亂丟！」「書包收好，不要扔在門口！」「玩具不要丟得到處都是，不小心踩到跌倒，怎麼辦？！」走進房間，大人更是火大，故事書、課本、髒衣服、摺好的衣服、零食、紙飛機、蠟筆、水杯，扔得到處都是，連站的地方都沒有，要教他們收拾乾淨，更是一場不可能的任務。

　　過動兒不只房間亂，書包也很亂。為了怕忘記，他們乾脆把所有東西通通塞進書包裡，連紙屑、便條紙、用過的衛生紙、糖果袋，也都先塞進去再說。爸媽每次看到圓鼓鼓書包裡的東西，總是忍不住生氣，孩子整天被罵被叨念，當然也不好受。

　　有個孩子在門診時，很難過的說：「我每次用完棉花棒都忘記丟，媽媽幫我把垃圾桶擺在書桌旁，我還是忘記。今天早上媽媽很生氣，要我自己算一下，累積一個多月，桌上已經堆了七十二根棉花棒，可是我又不是故意的。」孩子委屈，媽媽也無奈，母子關係愈來愈緊張。

怎樣才是過動／衝動？

　　過度好動／衝動，是ADHD孩子另一個顯著特質。他們精力旺盛、上課坐不住、整天動個不停，而且很急躁多話、動作粗魯、愛管閒事，常常被同學罵白目。父母得不斷拉住他們，免得他們衝來撞去，禍從口出，再次闖禍。他們的過動／衝動反應，經常表現出下列的行為：

‧走路橫衝直撞：

　　他們很難好好走路，老是用跑的、衝的，甚至跳來跳去，一點也不怕危險。在學校走廊上蛇行奔跑，過馬路也不看紅綠燈、不管有沒有來車，直接向前衝，不但經常撞到別人，也常害自己跌倒受傷。這樣的衝動行為隨著年齡增長，會逐漸改善。

‧坐著猶如針刺：

　　要他們乖乖坐好，簡直比登天還難。他們的屁股上好像點著一把火，椅子彷彿是個針氈，全身像毛毛蟲一樣扭來扭去。如果命令他不准亂動，不到三、五分鐘，他就受不了，一下抓頭髮、一下咬衣角、一下轉鉛筆，時刻不得閒，如果真的太無聊，他就在課本上亂塗亂畫，把邊邊角角折到稀爛。

　　有個小男孩來到門診，他被學校女同學投訴是「色

狼」，因為他上課老愛東趴西倒，碰觸到別人身體也不在乎，坐在他兩邊的女同學受不了，聯合起來跟老師告狀。小男孩倒是振振有詞，忿忿難平：「醫師阿姨，她們真的很奇怪耶，明明是醜八怪，還非要說我喜歡她們！」

他在老師面前也是這樣說，這兩個女同學聽了更生氣。但我知道小男孩是被冤枉的，因為他連到門診就醫，也是把頭擱在桌上，好像沒骨頭的蟲，屁股在椅子上轉過來轉過去，無法克制自己。

‧說話大聲無禮：

這些孩子很愛講話，嘴巴跟身體一樣，停不下來。看電視喜歡把音量開得很大，還會跟著大聲唱歌、跟電視裡的人物應答、起身跳舞。吃飯的時候也講個不停，一點都不顧餐桌禮儀，常吃得滿桌飯粒，還是比手畫腳大聲發表意見。

他們講話不會看場合，想講就講，也不會三思而後行，想到什麼就脫口而出。即使在捷運車廂、圖書館等安靜的公共場合也是這樣。他們知道這樣不對，但還是沒辦法控制自己興高采烈的大聲嚷嚷，讓人誤以為他們完全不在乎別人的眼光。

他們很愛插嘴，經常打斷別人談話，又愛多管閒事、

發表議論。有時候父母在講電話，請他小聲一點：「媽媽在跟老闆討論工作，不可以吵，不然我會被老闆開除。」他當然不希望媽媽丟了工作，但是憋不住，沒多久又開始忘形的大聲喧嘩。

・沒耐心，無法等待：

他們總是很急躁，缺乏耐心。從小到公園玩溜滑梯，溜下來之後馬上又衝到前面，好像那個溜滑梯是他一個人的。放學回家，明知道媽媽很忙，非要擠到廚房叫媽媽幫他拿東西，叫他等一下，他嘴巴上說「好」，卻又一下子就跑進廚房催促，非要馬上拿到不可。

他們不耐煩排隊，每次遇到大排長龍的場合，就在旁邊一直問：「好了沒？好了沒？可以走了嗎？」如果讓他們自己排隊，又很可能口無遮攔，大聲碎碎念著：「怎麼這麼慢？前面那個慢烏龜，可不可以快點？」讓父母恨不得有個地洞可以鑽，他們卻神色自若，毫不認為自己說錯了什麼。

醫｜學｜小｜常｜識

ADHD兒童常見的行為特徵：

不專心：不會注意到細節、粗心大意、無法持續專注力、注意力分散、聽話時心不在焉、沒耐心聽完指示或吩咐、需要不停提醒日常生活事務、東西很亂、忘東忘西、丟三落四、常弄丟東西、沒有時間觀念、動作慢、拖拖拉拉。

過動：跑來跑去、爬高爬低、不怕危險、精力旺盛、不覺得累、上課坐不住、坐著時身體扭來扭去、玩耍時較吵需要他人提醒、動作較粗魯、運動協調不佳、碰觸他人身體或物品、肢體動作多、易惹人厭或被誤會打人、愛講話，甚至在不該說話時說個不停。

衝動：沒有耐心、打斷或干擾他人、話多、插嘴、沒耐心聽別人把話講完、好管閒事、熱心過度、愛出意見、難與他人輪流、無法等待等等。

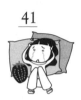

ADHD兒童的成長歷程

從以上的行為描述可知ADHD兒童具有獨特的行為表現，真是既可愛又讓人頭痛的孩子。可以想見，身為他們的父母要承擔多少的壓力，以及外界的誤解，而這些孩子在成長過程中，又會遭受到多少的批評與挫折。

隨著社會對過動兒的日漸重視，有些新手父母看到孩子活潑好動、個性雞婆、意見很多，就開始擔心：「這樣算不算ADHD？」確實，好動和過動的界線，有時並不容易區隔。我常安慰父母們，不需要太過緊張，也不要太早為孩子貼標籤，通常要等到四、五歲，甚至進小學的時候，我們才有辦法判斷他是否有注意力缺失或過動問題。

ADHD是早發型的神經發展疾患，一出生就已經存在，只是年紀太小的時候，並不容易凸顯出來。隨著認知行為發展逐漸成熟，ADHD孩子的行為特徵跟同年齡小朋友比較之後，也會愈來愈鮮明。

學齡前──關不掉的小馬達

學齡前的孩子主要都是在玩耍，注意力不足的問題不容易顯現，因為沒有太多事情需要他「專心」。除非連

「玩」都不專心，不斷換玩具，沒兩分鐘就失去耐心，丟得滿屋子都是玩具，或者玩遊戲和聽故事時也一直分心，大人才會觀察到他的專注力似乎有問題。

這個階段的行為特徵，主要以衝動、過動的表現為主，像個停不下來的小馬達，整天橫衝直撞，常常跌倒或者是碰撞受傷，身體到處都是瘀青，不明究裡的人還以為他們是受虐兒。他們溜滑梯會倒著溜、下樓梯會跳著下、過馬路用衝的、走路用跳的，完全不管有沒有來車或紅燈還亮著。外出時，爸媽只好緊緊抓著他們，但又常抓不住，只好跟在後面緊張大叫提醒：「小心！要撞到人了！看車子！……」

過動兒的「對立反抗性」比較強，你叫他往東，他偏要往西，不太願意聽從指令。他們通常體型較瘦，因為連乖乖坐著吃飯都沒耐心，吃兩口飯就跳起來東奔西跑，媽媽只好端著飯碗一路追著餵。

曾經有個母親在門診時傷心落淚，因為孩子要念幼稚園，卻沒有學校肯收他，願意多付些錢都沒用，四處碰壁。媽媽哭得很難過，孩子卻自顧自的在診間爬上爬下，甚至跑到醫師的電腦前，好奇的東摸西看，像上了發條的機器人停不下來。

　　媽媽一面拭淚，一面訴說心中的委屈：「每次帶他出門，壓力都很大，很多人用眼光或言語責備我沒有把孩子管好，但是他根本管不住。在幼稚園裡，他老是喜歡去碰撞別人，或者搶別人東西，其他孩子都不喜歡跟他玩，家長也來跟園長告狀。我為了他，把工作辭掉，就是要專心訓練他。但是家族聚會時，長輩還是一直罵我、罵孩子，認為我太寵他、太放任，才讓他變成這樣。」

　　現代小家庭的人口少，家裡環境很單純，所以在幼兒時期，ADHD孩子頂多被認為是「頑皮」、「好動」、「不好帶」，並不容易看出異狀。上了幼稚園之後，有機會跟同年齡的孩子互相比較，大人們才漸漸看出差異。

　　不過，因為幼稚園生活還是以玩樂為主，所以徵兆還不算太顯著，通常要等到小學，開始學習「社會化」的規範時，真正的差異才會清晰浮現。因此，在門診時，我通常會勸父母不要太心急，不論是否為ADHD，孩子的行為問題都可以經由親職教育諮詢及行為治療來協助改善。等到孩子上小學後，若沒有改善，確診為ADHD，就可以考慮藥物治療。

小學時期──心不在焉的小鬥雞

　　ADHD的定義之一，就是要看孩子的行為與實際年齡的認知、社會、情緒發展是否一致。例如同年齡的孩子一起坐在教室，大家可以安靜一個小時，他卻只能安靜五分鐘；大家可以認真看著老師，聽老師說話，他的小腦袋瓜卻老是轉來轉去，一下子看窗外，一下子想要站起來，一下子跟同學講話，不然就是扭著身體跌到地上；大家都記得老師交待的事情，他卻一問三不知，資訊完全沒有存進記憶體，聯絡簿也抄不完整；大家可以把自己的書包收拾整齊，他卻丟三落四，書包亂七八糟，一天到晚掉東西。

　　從這些具體行為的比較，我們可以明確知道這已經不是個性氣質或故意頑皮所造成的差異，而是認知行為功能不足所造成的結果，這些對比於同年齡孩子的明顯差異，可以得到較確切的ADHD診斷。

　　進入小學是孩子接受「社會化」過程的正式起步。ADHD孩子在小學階段，開始會面臨人際和學習的壓力與挫折：

・人際的挫折：年級愈高，人緣愈差

　　在幼稚園甚至小學一、二年級的時候，ADHD孩子的人緣有可能還不錯，他們活潑開朗，整天嘻嘻哈哈，很愛

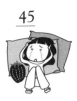

搞笑，而且很雞婆，愛管閒事、熱心助人，什麼事都要湊一腳。他們也很容易被激、被慫恿，大家不敢做的事情，只要跟他講，他馬上衝第一，不管是跳下圍牆撿球、還是幫全班向老師發聲，他都沒在怕，有時候反而成為小朋友心目中的英雄。

到了小學三、四年級，他還是跟以前一樣，沒有危機意識，不知道某些行為會惹別人生氣，但同學們漸漸都有自己的想法，他們本來的優點都變成缺點了。本來笑語如珠的他，因為不懂得踩煞車，就變成「白目」。譬如同學們在說話，他老是愛插嘴，經常被趕走；同學在下圍棋，他站在後面不斷發表意見，大家覺得很煩，紛紛叫他閉嘴。他們不喜歡等待，老是愛插隊；不耐煩聽人講話，老是自顧自的講不停，不讓別人有開口的機會；因為缺乏耐心，當事情不順他的意，或是建議沒有被採納，就很容易發火和生氣。

因為這種種行為模式，讓他們在學校的人緣愈來愈差，甚至連老師也不喜歡他。他們也不是沒有反省能力，總是在人際受挫後，感到懊惱後悔，但下次又犯了同樣毛病，因為他在當下總是克制不了自己。

人際關係不好的孩子，很容易影響到自信心，變得愈

來愈退縮，甚至漸漸退回到自己的世界，寧願一個人玩電腦遊戲，也不願意跟同學一起，覺得跟人相處好困難，怕自己一不小心又惹大家生氣。長期的孤單和孤立，對他們的身心健康，可能造成更多的問題。

・學習的挫折：缺乏正向回饋，上課很無趣

ADHD兒童的智商一般在正常範圍，甚至有些孩子智商頗高，但是他們的課業成績往往不佳，因為分心、不專注，無法專心學習，作業常忘記交，考試又會粗心犯錯，讓他們經常挨罵。

由於他們缺乏耐心，很渴望「立刻」得到回饋，通常很喜歡電腦遊戲，因為畫面一直變換，不需要長期專注，又能滿足新奇感，而且每個動作都可以得到立即回饋，分數的鼓勵、輕快的音樂、過關的音效、Game Over之後馬上可以重來……，跟學校課業比較起來，這些元素更容易讓孩子有成就感，讓他們更沉迷。相對的，若需要長期學習、努力記憶、慢慢累積的學科，他們就會輕易宣布放棄，半途而廢。

另一個學習上的困擾，是來自老師的排斥與拒絕，因為他們在課堂上的表現，常常為老師帶來麻煩。在老師眼中，他們不易管理、調皮、吵鬧、不安分、喜歡干擾別

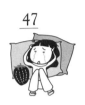

人、容易跟同學爭吵、不肯專心聽課、常常犯錯、好爭辯、歪理很多、屢勸不聽，即使處罰過後依然故我。許多老師甚至認為他們是故意搗蛋、生性頑劣，對他們愈來愈嚴厲或冷漠，甚至希望孩子轉班、轉學，眼不見為淨。

曾經有個孩子，總是忘了洗便當盒，沒吃完的東西忘了倒掉就發霉，因此受到同學們的取笑與排擠。ADHD孩子不僅因課業問題被貼標籤，更常因生活習慣問題而影響其在團體生活中的人際關係。

在學校不斷受到同學和老師拒絕，學習成績又不佳，常常讓他們在門診的時候一臉沮喪，甚至失去上學的動機。這時，醫師必須協助孩子和父母，一起討論如何改善孩子的處境，以及如何與老師溝通合作，讓孩子在學校可以快樂學習。

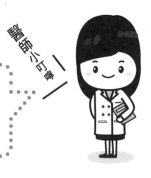

醫生小叮嚀

ADHD孩子並非故意調皮搗蛋，而是天生的障礙。千萬不要為他們貼上「壞孩子」的標籤喔！

中學時期──孤獨的叛逆少年

　　進入國中之後，課業負擔和考試壓力愈來愈重，連一般青少年都大喊吃不消，何況是無法維持專注力的過動兒。可以想見，ADHD孩子在這階段的學校生活，將遭遇到更大的困難。

　　國中階段也是所謂的叛逆期，一般青少年在面對權威壓力或遭受誤解時，也會開始頂嘴、對抗、生氣，甚至心懷怨懟，覺得全世界對他都不公平，所有的事情都是別人的錯，或產生自憐自艾的情緒。更何況是ADHD孩子，從小經常被罵和受挫，心中難免累積了很多委屈感和孤獨感，到了青春期，對立反抗性更容易被強化，這是父母和師長們要多加關心和注意的。

　　ADHD孩子在中學階段所面臨的困境，分成課業和人際關係兩方面來加以說明。

・**課業壓力：成就感低落，難以承擔責任**

　　無法應付功課壓力是ADHD孩子從小到大的一貫難題。小學時代功課比較簡單，爸媽還可以出手幫忙，一面自我解嘲：「我晚上教你寫作業，比白天上班還要累！」到了中學階段，課業的難度、複雜度與份量都很沉重，大多數父母僅能陪伴而無力再幫忙，孩子得自立自強、獨立

面對。

　　ADHD孩子既缺乏耐心又容易急躁，看到眼前堆積如山的作業，他們可能很快就舉手投降，自暴自棄：「反正怎麼樣都寫不完，明天一定會挨罵，乾脆通通不要寫算了。」長期受挫的無力感，挨罵已經成了生活的一部分，讓他們覺得一切都無所謂。

　　有些孩子很害怕重演被處罰和責罵的經驗，為了保護自己，就學會說謊、隱瞞、作弊、推諉責任，把過錯怪在別人身上。比如不小心打破碗，爸媽還沒開口，他馬上先說：「不是我！」或者「都是你的錯。誰叫你把碗放在那邊。」在學校，他亂跑撞到人，或弄壞同學的文具，面對老師的質問，他也振振有詞：「是他故意擋在路中央，才害我撞到他的。」「是他的鉛筆太爛了啦，我又沒有怎麼樣，一摸到它就壞掉了。」連同學作業不肯借他抄、考試成績太差，他也有話說：「我們班的人都好小氣！」「數學老師最機車了！」

　　這些行為如果日漸惡化，原本單純的課業問題，會漸漸演變成複雜的品行問題。當老師和同學們愈排斥他、孤立他，學校生活對他們而言就愈來愈無趣，一點吸引力也沒有，甚至可能引發翹課、拒學、違規等品格問題。

・人際關係：好奇心重，易受引誘

ADHD孩子喜歡新奇的事物，又缺乏危險意識，很容易受到外界引誘。當好朋友拿出香煙，以話語刺激：「你敢不敢抽煙？」他為了表示英雄氣概，可能馬上接過煙來，大抽一口。當他發現，抽煙可以排解等待時的無聊，降低煩躁感，他可能就喜歡上抽煙的感覺，只要心裡煩，就以抽煙解悶。同樣的模式，他們可能因為好奇、好玩、消除無聊、有義氣、很有趣等原因，在別人的刺激和鼓動下，染上一些不良習慣。

此外，他們在學校裡人緣不佳，如果外面有人願意跟他交朋友，帶著他一起嘗試「乖孩子」不會做的事，讓他覺得自己很帥、很有勇氣、很厲害，他也可能加入外面的團體，而跟學校生活日漸遠離。如同磁鐵的效應，家庭和學校排斥他們，更容易讓他們被外面的團體吸走。

有些孩子比較單純，不喜歡跟外面的朋友廝混，但長期受挫的情緒缺乏出口，可能轉變成其他身心問題。ADHD孩子的個性原本就比較急躁、衝動、容易緊張，如果父母和老師在管教上過度嚴厲，強制要求他們做不到的事，他們可能會有負面思考、憂鬱、焦慮的反應。他們也可能變得退縮，不願意跟人互動，寧可沉迷於網路世界，

或以藥物紓解壓力。

　　有一對苦惱的父母帶著少年患者來到我的門診。我一直記得那孩子的委屈表情。他在幾天前，一個下大雨的深夜，跳窗戶逃家。父母心急如焚，找了好久，終於找到他，不斷逼問他原因，他卻一句話也不說。父母只好把他抓到我的面前。

　　坐在門診室裡的他，歪著頭，一臉難過，看樣子應該已經被他爸媽大罵過一頓，讓人看了很辛酸。有家的孩子卻寧可待在公園睡覺，背後一定有原因。於是我關心的問他：「外面雨這麼大，晚上一定很冷，你突然跑出去，要睡在哪裡？你有帶錢嗎？阿姨聽了好擔心啊！」他訥訥的嘟囔一句：「我爸媽又不會擔心。」從這句話可以聽出來，這孩子其實心裡很渴望父母的關懷。

　　我一邊安慰他，一邊轉頭看他爸媽，希望他們可以適時表達愛與關心，千萬不要重蹈覆轍，劈頭就罵，否則好不容易找回家的孩子，很快又會被罵跑。幸好媽媽立刻接話：「誰說我們不擔心？爸爸媽媽為了找你，整個晚上沒睡覺，很怕你出意外，差一點去報警呢！」

　　我問他：「家裡這麼舒服，有自己的房間和睡衣，你為什麼要跑出去淋雨？你睡在哪裡？誰給你飯吃？」

　　孩子這才說出真心話：「我考試考不好，很怕爸爸罵我，愈想愈害怕，不敢走到客廳，所以從窗戶逃出去。我就去公園啊，在那裡遇到一些朋友，他們對我很好，買麵包和飲料給我，讓我和他們一起睡在公園，他們只會幫我，都不會罵我。」

　　少年的父母聽了自責不已。當受挫退縮的孩子遇上不善表達愛意的父母，往往衍生許多誤解和傷害。

　　媒體上經常塑造一種刻板印象，把「過動症」和「問題青少年」連結在一起，這對ADHD孩子並不公平，因為只有約五分之一的ADHD孩子會出現品行問題。我們應該看見的是，在青春期這個建立自我認同的生命階段，過動兒在課業和人際關係上的劣勢處境，讓他們較不容易建立健康的自信心，更需要父母和老師的鼓勵，幫助他們找到自己的學習之路。

成人後——尋找自己的一片天

　　ADHD孩子如果沒有適當治療，長大之後，有50%～60%的人症狀會持續。其核心症狀中，過動行為會隨著年齡增長而降低，但注意力不足和衝動反應，則會繼續影響成年生活，而認知執行功能的障礙，在成年期可能會更加

突顯。

　　長大的第一個意義是離家獨立。很多ADHD孩子上了大學之後，沒有制式的學校生活及父母的陪伴監督，生活能力突然大幅退化，常常上課遲到、缺課、睡過頭、報告遲交，做事虎頭蛇尾、有始無終、丟三落四，宿舍房間亂七八糟，做事毫無章法，每個學期末幾乎都要補考甚至延畢。這並不是真的注意力退化，而是以前住在家裡，有爸媽盯著，幫忙控管，時時提醒，離家之後，凡事都要靠自己，ADHD的習性就表露無遺。

　　根據研究，ADHD孩子因為功課表現不佳，或對課業學習沒有興趣，所以平均受教育年限較短。不管學歷如何，離開學校後，下一步就是要進入職場，ADHD成人的缺乏時間觀念、喜歡拖延、不善組織規劃、說話不得體、生活步調紊亂、不耐煩、容易與人衝突等習性，在職場上確實會造成許多麻煩。有研究指出，ADHD成人比較容易轉換工作，在公司裡的年資通常較低，收入相對也較不易提升。

　　所以我常提醒ADHD的大朋友們，一定要找自己有興趣，或適合自己的工作，例如有人會選擇設計或企劃的工作，時間比較有彈性；或者擔任業務員，可以到處跑來跑

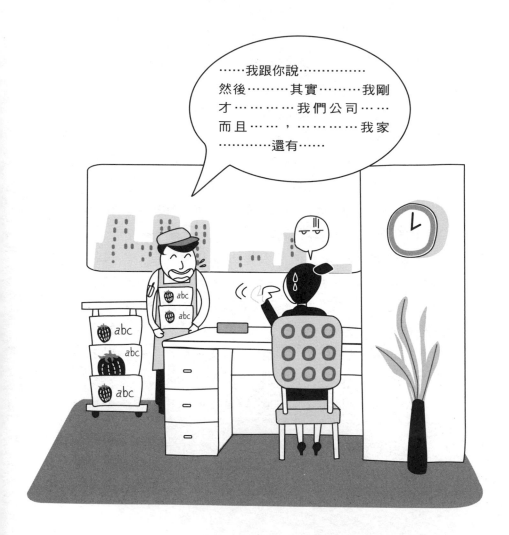

去，跟各路人馬聊天哈啦。如果強迫他們整天乖乖坐在辦公室，或從事需要專注、記憶、組織整理的工作，他們一定會不斷站起來，一下走到茶水間摸摸弄弄，一下跑去收發室幫別人拿東西，手邊的工作卻拖拖拉拉永遠做不完。開會的時候，他不是放空恍神，就是一直轉原子筆，焦躁不安，開了半天會，他什麼也沒聽進去，也抓不到開會的主題和內容。

　　ADHD成人還要特別小心交通安全。根據歐美的全國性調查及國內健保局的資料統計，ADHD患者出車禍、骨折和燙傷的比例，比一般人高。因為個性急躁衝動，他們接到交通罰單的機會也比較多。

　　不只是上班族，ADHD家庭主婦也會不斷出差錯，例

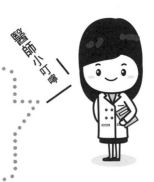

醫師小叮嚀

ADHD朋友一定要找自己有興趣、或適合自己的工作，例如設計師、創意企劃、業務員或導遊，適才適性，就可以快樂發揮所長！

如忘記接送孩子的時間；打開衣櫃抽屜卻忘記把衣服放進去；不太喜歡打掃家裡，東西亂丟；到中庭倒垃圾遇到鄰居開始聊天，忘記瓦斯爐上還在滷肉，差點釀成大禍。

　　身為ADHD患者的家人或伴侶，確實很不容易。有一個怒氣沖沖的太太，硬是把先生帶來門診，因為這位先生非常急躁，每次跟家人出門都非常不耐煩，自己好像急行軍一直往前衝，從不肯放慢腳步好好陪伴孩子。最近一次衝突的導火線，是一家人去爬山，他跨著大步爬上山頂，把家人丟在腦後，到達山頂之後，還來不及欣賞風景，他又急急忙忙催促大家下山。太太在他身後帶著孩子慢慢走，沒想到先生在山腳下只等了十分鐘，就感到不耐煩，自顧自的把汽車開走了。

　　這位太太生氣又傷心的說，自從結婚之後，類似的大小衝突一直不斷，這一次她終於爆發了，向先生發出最後通牒：「你不去看醫生治療，我們就離婚！」先生只好跟她到醫院報到。

　　我跟這對夫妻解釋，ADHD患者的「時間知覺」與常人不同，他們的時間觀念很薄弱，無法掌控時間，也很討厭等待，等兩分鐘對他們就像過了半小時一樣漫長。那位先生如遇知音，猛點頭，太太也恍然大悟，原來先生並不

是故意如此。患者經過一段時間的治療，夫妻間的關係也
得到改善。

醫｜學｜小｜常｜識

ADHD成人在職場上的特質：

1. 因為脾氣暴躁不容易跟同事、長官處得好，可能衝動
   辭職；又因為閒不住而不斷找工作。經常換老闆和換
   公司成為一種常態。
2. 話多、愛插話、多管閒事，容易惹人煩；相對地，也
   有熱心助人的優點。
3. 急性子，點子多，但執行力較差，容易虎頭蛇尾，半
   途而廢。易焦躁不安、持續力差，無法專注精神；但
   是對感興趣的工作，不顧後果、敢冒險、熱情投入，
   甚至變成工作狂，會有不同於一般人的成就。

ADHD孩子的優勢

　　如前所述，ADHD孩子確實會遇到許多適應問題，但父母們不需要過度憂心，因為從另一個角度來看，ADHD孩子的特質也有正向的一面，例如充滿好奇心和冒險精神，很願意嘗試新事物；富有想像力和創造力，新點子不斷；雞婆好動，熱心助人，很樂意參與跟別人有關的事務；精力旺盛，熱情投入喜歡的工作。這些特質如果以良好方式發展，就是一份美好的天賦。

是夢想家，而非執行者

　　成為發明家與思想家的先決條件，就是充滿創意、願意投注熱情和行動，ADHD孩子恰恰擁有這樣的特質，他們絕對不是乖乖牌，不會因循刻板規範，也不喜歡墨守成規，意見很多，思緒靈活跳躍，常常突發奇想，往往可以突破現有框架，提出創新點子。

　　面對ADHD孩子天馬行空的創意，家長和老師先不要急著否定，反而可以藉機引導、鼓勵他們繼續深化，提出可以落實執行的做法和方向。從小學到青春期是治療和行為訓練的最佳時機，只要在這個階段幫助他們建立良好的

學習模式和生活習慣，他們源源不絕的精力、好奇心和創意，就可以得到比較正向的發揮空間。

以小政為例，一個ADHD的國小學生，他很幸運遇到一位很有耐心、溫柔的女老師，每次他提出新的意見和想法，老師都以欣賞的角度傾聽，還會適時讚美他，所以他非常喜歡這位老師，甚至會主動跟老師解釋：「老師，我很喜歡你，但是我上課有時候會玩橡皮筋，沒辦法很專心，你不要誤會喔，我不是不想聽你上課喔。」

為了討這位老師的歡心，小政會認真強迫自己念書。例如老師出作業要每個人背十句成語，這對他是很大的挑戰，但他還是很努力想要達成老師要求。老師用正面接納的態度鼓勵孩子，就創造了孩子的學習動機，形成師生之間的良性循環。

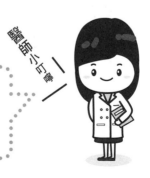

醫師小叮嚀

以正向的鼓勵，激發ADHD孩子的學習動機，他們有可能變成充滿創意的夢想家喔！

　　ADHD孩子都希望自己很棒，所以我會在門診的時候鼓勵孩子：「你沒有耐心，沒辦法專心寫作業，沒關係，慢慢練習，千萬不要叫媽媽和同學幫你做，這樣你就不厲害了。你要先把功課學好，長大以後變成領導者，到時候你有任何點子，就可以帶領一群人幫你做出來。譬如我們學校有很多教授都跟你一樣，腦袋裡充滿了很棒的創新想法，很多人會幫他們作實驗，把他們的想法執行出來，對社會有很大貢獻。只要你現在認真學習，以後也可以像他們一樣。」

找到興趣，積極投注熱情

　　很多人對ADHD有個誤解，以為他們「無論如何都無法專心」，這是錯誤的，只要找到「真正有興趣的事情」，他們甚至會比一般人更執著、更專注。我的門診孩子有一位是圍棋高手，他做別的事都不專心，但是只要面對棋盤，就會全心投入，忘了一切。一般人最多只能專心八個小時，他卻可以不眠不休，超過二十個小時不間斷的下棋。

　　ADHD患者很適合從事需要創造力的職業，例如設計師。坐不住的他們，也可以選擇需要往外跑，或需要大量

說話的工作，比如業務員或戶外活動導覽人員。只要是喜歡的工作，他們就可以熱心投入，我甚至還會提醒某些成人患者，不要太累，不要太專注工作到廢寢忘食，超過體力負荷，要適度放鬆休息。

　　熱情、活力、創意、行動的勇氣，都是ADHD的美好特質。只要從小經過適度治療，找到適合的學習方法，長大後從事適才適性的工作，ADHD患者就跟一般人一樣，可以貢獻所長，享受健康快樂的人生。

【第二章】

ADHD的診斷與成因

ADHD屬於早發性的精神疾病，
致病原因很複雜，目前尚無明顯定論，
需多方瞭解、觀察、評估與審慎追蹤，
才能做出正確診斷。

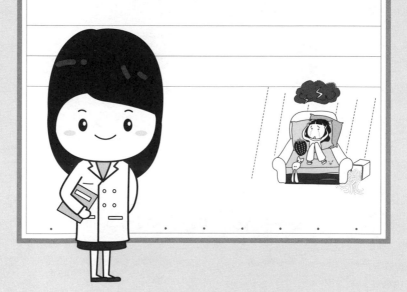

「我的孩子好像少一根筋，一天到晚蹦蹦跳跳，一下撞翻桌子，一下踢到腳流血。叫他不要亂跑，怎麼樣都講不聽。……」

　　「我的孩子每天作業都寫不完，明明才兩三頁，他一下要看電視，一下要吃東西，一下又拿球出來玩，一刻不得閒。每天都要我坐在書桌旁嚴格盯著他，他才會乖乖把作業寫完。……」

　　「同學玩遊戲輸了，傷心哭泣，他居然哈哈大笑自己贏了，都沒有同理心。我罵他，他還是嬉皮笑臉，被我罵也不在乎。這樣是不是有問題？」

　　「他很沒耐心，動不動就發脾氣、摔玩具。這樣需要看醫生嗎？……」

　　很多父母發現孩子「不好教」、「很調皮，講不聽」，行為或反應好像「怪怪的」，就擔心孩子是否有問題，但又很怕帶孩子看醫生，不願意面對可能的診斷結果。為了降低父母的焦慮，本章簡單介紹ADHD的診斷標準和流程，幫助讀者評估孩子的狀況，再決定是否需要門診的協助。

國際診斷準則

注意力不足過動症的診斷，目前主要有兩大系統，一是世界衛生組織的《國際疾病分類》第十版（*The International Statistical Classification of Diseases and Related Health Problems 10th Revision, ICD-10*），另一個是美國精神醫學會的《精神疾病診斷與統計手冊》第五版（*The Diagnostic and Statistical Manual of Mental Disorders, DSM-5*）。這兩個系統各有優缺點，目前醫界多半選擇DSM的診斷系統。

ADHD是一個早發性的精神疾病，根據其行為特徵及功能障礙嚴重度做成臨床診斷。一般而言，ADHD一出生就存在，只是孩子年紀太小，不易和天生氣質作區辨，也沒有足夠的情境，可以讓照顧者看出異狀。1994年出版的DSM-4和ICD-10的診斷準則，都要求症狀必須在七歲以前就明顯被觀察到，甚至有研究認為，應該在五歲以前就呈現出明顯的症狀，值得注意的是，2013年5月出版的DSM-5，則將症狀出現的年齡放寬至十二歲以前要有明顯的症狀出現。

醫｜學｜小｜常｜識

DSM-5的ADHD臨床診斷四準則：

1. 持續（經常）存在以下注意力不足，和（或）過動／
衝動症狀，造成功能和發展障礙：

（1）注意力不足症狀：

‧ 不注意細節或學校功課、工作或其他活動，粗心
犯錯。

‧ 工作或遊戲活動中無法持續專注力。

‧ 別人在跟他說話時似乎沒在聽。

‧ 無法遵從指令，且無法完成功課、家事或工作。

‧ 難以組織規劃任務及活動。

‧ 逃避、不喜歡或拒絕從事需持續用腦的工作。

‧ 遺失工作或活動所需的東西，例如學校用品、鉛
筆、書本等。

‧ 容易被外界刺激所吸引而分心。

‧ 經常忘記每日常規活動。

（2）過動／衝動症狀

　　・在座位上無法安靜的坐著，手腳一直動來動去或
　　　拍拍打打，或扭動身體。

　　・在不該離席的場合，離開位置，例如教室。

　　・在各種場合中不合時宜地跑、跳及爬高爬低（青
　　　少年及大人，會讓人感到靜不下來）。

　　・無法安靜地玩或參與休閒活動。

　　・不停的動，好像有馬達驅動著停不下來。

　　・話多。

　　・在問題尚未說完之前，不加思索的接話回答。

　　・難以等待輪流、排隊。

　　・常打斷或干擾他人的談話或活動。

2.某些症狀須在十二歲以前發現。

3.在兩種以上的情境中出現上述症狀。

4.上述症狀會干擾或降低社交、學業或工作的品質。

ADHD的三個亞型：

合併型：過去六個月，注意力不足項目大於六項，且過
　　　　動／衝動項目大於六項。

注意力不足型：過去六個月，注意力不足項目大於六
　　　　項，但過動／衝動項目未達六項。

過動／衝動型：過去六個月，過動／衝動項目大於六
　　　　項，但注意力不足項目未達六項。

★資料來源：美國精神醫學會的DSM-5手冊。

診斷流程

　　ADHD的診斷，並不像一般生理疾病，可以透過身體檢查找出答案，例如高血壓患者只要測血壓的高低，就可以立即診斷。像其他精神疾病一樣，ADHD主要也是透過臨床評估進行診斷，所以除了醫師的臨床會談、行為觀察、遊戲互動之外，家長（照顧者）的長期多情境觀察的描述也是重要的資訊。如果是學齡期或已上幼稚園的孩子，就必須加上學校老師的觀察報告，必要時，社工師及其他機構或治療中心的報告記錄也是需要的。也就是必須多方面瞭解並整合孩子在不同環境下的日常行為表現，以作為診斷的依據。

　　門診時，必要的生理學及神經學檢查，以及排除其他身心疾病或藥物引起的影響都是不可或缺的，如此才能做成正確的臨床診斷。只有在懷疑智能不足，或病情複雜、診斷困難時，才會安排神經心理學衡鑑。

臨床會診三步驟

　　當父母帶著孩子來到門診時，醫師診斷的第一步驟就是觀察。孩子是不是坐不住、歪七扭八的亂動、一直摸東

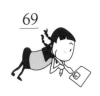

摸西、嘴巴問個不停、有沒有在聽大人講話……，透過種種外顯行為初步判斷，孩子的各種表現是否符合ADHD的症狀？

　　診斷第二步：問診。問診的第一個對象當然是主角本人。ADHD孩子個性很直率，又很愛講話，只要問對問題，線索會很清楚浮現上來。譬如我只要問孩子：「你在學校上課時，都在做什麼？老師是不是一直叫你：『看前面！』、『不要講話？』每天都要講很多次？」這時，ADHD孩子就會如遇知音，很驚訝又很佩服的說：「高阿姨，你怎麼都知道！」

　　有個孩子更可愛，興奮的提供情報：「我們班上有三個很愛講話的同學喔！我不是最厲害的啦，王小華比我更愛講話。但是我講話比他還要大聲。」ADHD兒童的人口數有7％～8％，一個班級裡可能會有二到三個ADHD孩子，若他們同時開口講話，或輪番跑來跑去，的確是讓老師頭痛的啊。

　　除了與孩子面對面的觀察、問診之外，還要聽取主要照顧者的描述，收集大人們跟孩子朝夕相處的經驗，瞭解孩子在家庭裡的行為，以及父母的回應模式。如果家庭中的親子關係不錯，孩子的信任感和穩定度較高，通常會很

願意跟父母說話，每天放學回來，人還沒進門，嘴巴已經咕嚕咕嚕講個不停，跟前跟後地報告「今日大事」，瞭解孩子的線索就藏在這些看似不起眼的「大事」裡。

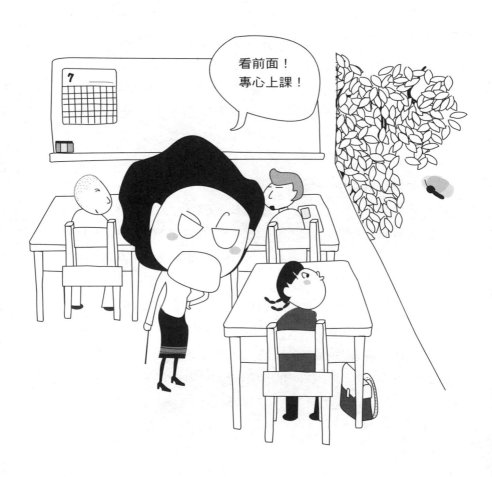

　　診斷第三步：填問卷。問卷要請家長和老師同時填寫。在家裡，人口簡單，孩子是否有特殊行為反應，家長無從比較，但是在學校團體中，有一般孩子作為參照標準，某個孩子的特殊性，老師可以敏感比較出來。當然，每個班上都有愛發呆、好動、上課時老是回頭跟同學講話的孩子，但是ADHD孩子的表現卻特別明顯，他們不只雙手亂扭、大聲講話，甚至會站起來四處走動，老師填寫的問卷可以描述孩子在團體中的行為反應是否異於同學，以提供比較客觀的資訊。

　　父母與老師的問卷會不會一致？根據研究發現，這兩份報告的一致性並不高，因為他們是在不同情境中觀察孩子，父母可能低估了孩子在學校裡的行為問題，而老師為了方便管理，則可能放大了孩子的問題行為。

　　另外，倘若父母與孩子填同一份問卷，一致性同樣不高，因為孩子容易低估自己的外顯行為，父母卻會低估孩子的情緒問題。最理想的情況是三份報告同時參照，以達到綜合性的整體評估。

　　如果孩子太小，無法填寫文字問卷或進行正式的會談，可以透過畫圖、遊戲等方式，瞭解他們的內心世界和情緒狀態。

　　到目前為止，精神科的臨床診斷是國際認定最準確診斷ADHD的方式，但是前提之一是醫師必須要有完整的臨床訓練。至於評估工具中的自填量表、會談量表，以及腦神經心理學測驗，則是做為診斷輔助、評估治療的效果，或者做為研究用途，醫師不能單靠一項測驗結果，作為診斷依據。

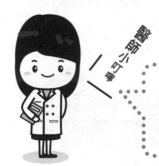

醫師小叮嚀

家長要帶孩子就診前，最好先做準備，將孩子平日的行為、老師的觀察與評語，以及聯絡簿、作業本等，提供給醫師參考。

需要多次診斷與評估

　　ADHD的診斷很嚴謹，並非只靠一次門診的觀察與評估，而是必須很審慎的追蹤好幾次，才能作出評斷。評估的重點包括孩子的心智發展是否符合年紀、行為表現是否異於同年齡的孩子、是否有重大的共病症狀……。只有經過完整的評估，才能確定是否為ADHD。

　　有些父母或許是因為太焦慮，或者是本身也不太有耐心，總是不斷追問：「到底確診了沒？為何這麼麻煩，診斷這麼多次？」對我來說，精神疾病的診斷一定要愈謹慎愈好。哪怕是第一次門診就已經確定症狀，我還是會繼續進行評估，盡量從孩子、父母和老師口中收集更多資料，對孩子的狀態知道得愈詳盡，就愈能真正幫助孩子。

確診之後的策略

　　很多家長聽到確診之後，難過之餘，第一個問題往往是：「那要不要吃藥？吃多久的藥才會好？」

　　目前雖然有些藥物可以使用（將在下一章細述），但是我通常不會直接開藥給剛剛確診的孩子。我相信孩子們都是有自尊心、希望自己進步、渴望得到讚美的，我會先嘗試找出讓孩子願意改變的動機，幫助他們正視自己的問

題，尋求更根本的解法。

　　首先我會跟孩子溝通：「上課時，同學都會看著老師的眼睛、鼻子，認真聽講，你卻看東看西、愛講話，就是跟別人不一樣喲！很多老師講的你不會，不是你不聰明，而是你不專心、沒聽到。你想不想改變，和同學一樣可以專心呢？」

　　幾乎每個孩子都表達願意改變看看，我就會教他一些基本方法。接著，我們就來約定改變的時間：「我們先一起努力一個月，你盡量試試阿姨教的方式，看看能不能學習專心，如果再怎麼努力都做不到，不用擔心，我有其他的辦法幫你，好嗎？」至於這行為療法要試多久，一星期到一個月，完全因人而異。

　　在這約定的一個月內，不只孩子努力，父母也要開始做功課，瞭解ADHD的相關知識，學習新的教養模式和親子互動方法，例如認知行為療法，以正向方式提供孩子鼓勵和協助，跟孩子一起同步努力。如果一個月後，孩子有了明顯改變和進步，就不需使用藥物治療。若他費盡千辛萬苦，仍然沒有辦法專心，甚至因為沒有進步而感到挫折和沮喪，這時候就需要考慮使用藥物來幫助孩子。

　　此外，如果在初診時已得知孩子的學習狀態、社會功

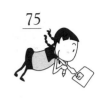

能或人際關係已經嚴重惡化且診斷確定，為了幫助他快速改善情緒，提升他的穩定度和適應力，以免跟學校生活繼續脫節，在孩子和父母同意之下會開始使用藥物治療。先以藥物幫助孩子穩定情緒，減少過動及衝動行為，提升專注力，緩和他所面對的困境，再慢慢佐以認知行為療法，和改善親職教育技巧。

致病成因

為什麼孩子會有ADHD？它的致病成因很複雜，目前的科學研究尚無明確定論。當今認為相當高的比例和基因（不一定是遺傳）有關，造成腦部功能的不足或異常，這些腦功能的改變表現在我們觀察到的典型ADHD症狀。

我在臺大醫院建立了ADHD大腦影像研究團隊，發現腦部前額葉到紋狀體網絡連結及扣帶迴功能異常，或前額葉至頂葉的結構性及功能性連結異常，和ADHD患者的不專心、衝動、持續專注力差、認知抑制不足，以及不穩定的反應時間有顯著相關。

生理上的醫學研究可以幫助父母明白，孩子不是故意調皮或不乖，而是腦部功能不佳，孩子們真的是先天性的專注力不足，「非不為也，不能也」（腦影像學研究詳見【附錄一】ADHD的腦功能及基因研究）。以下簡述ADHD的可能致病成因：

遺傳基因

許多研究顯示，ADHD與遺傳基因有關，例如ADHD患者的父母、兒女及兄弟姐妹，罹患相同症狀的機率是一

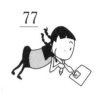

般家庭的二至八倍。同卵雙胞胎的研究則發現，當其中一人是ADHD患者，另一人罹病的機率有60%～90%，平均為77%。另一項「領養研究」則發現，有血緣關係的家人，同樣罹患過動症的比例較高，但領養的家人的罹患率並沒有增加。

雖然諸多研究顯示ADHD的成因和基因有關，但是目前醫界尚未找到明確的致病基因，尚待進一步的努力。

而約有10～15%的ADHD兒童，可以找到原因，略述如下：

母親懷孕、生產時的危險因子

ADHD兒童的母親在懷孕時有情緒低落、感染疾病、抽煙喝酒的問題；也有研究證實，懷孕婦女若吸食古柯鹼，或其他非法藥物，很可能造成胎兒的腦部發展損傷。

早產

早產兒（三十二週以前）有較高比例罹患ADHD，但這並非來自早產本身的影響，而是早產現象的背後，有許有許多複雜的影響因素交錯，例如母親可能是青少女懷

孕，不懂得照顧自己，懷孕期營養及情緒不佳，或本身就有ADHD的體質；父母的經濟狀況或身體狀況可能不佳，才會導致早產等等。

神經系統感染

在我們多年的研究中發現，罹患腸病毒的孩子產生腦膜炎或者腦炎後，經過四、五年的長期追蹤治療，發現確實有較高比例的孩子腦部受到影響，專注力、動作協調及衝動控制等方面，都表現較差。

重金屬感染

重金屬中毒也有可能表現出ADHD症狀。記得二十多年前，當我還是實習醫師的時候，遇見一位門診孩子非常好動，一到診間就爬高爬低，完全靜不下來。孩子的父親不知去向，母親當清潔工，他從一歲起就獨自留在家中。他們住在廢棄的電池廠旁，小孩子整天到處爬到處走，東摸西摸之後，常把小手放進嘴巴，造成很嚴重的鉛中毒。住院治療之後，快速排除血液中的鉛，印象中他就不好動了，也可以專心和我講話了。後來政府針對環境安全進行調查，國民健康局也開始關注這類議題，因此目前環境品

質改善許多，應該沒有因重金屬污染而造成ADHD症狀的情形，國際上也僅有零星的個案報告。

家庭環境因素

先天的遺傳基因和後天的家庭環境是相互影響的。一對ADHD父母本身可能帶有遺傳基因，又具有沒耐心、脾氣差的性格模式，很容易產生情緒失控、責備或冷漠等不適當管教方式，造成孩子的身心處境雙重惡化，甚至衍生出其他的精神疾病。

以上因素都是可能的致病或惡化原因，但是很多家庭並無遺傳、母親生產前後的危險因子，生活環境、家庭因素也都沒有問題，孩子卻罹患ADHD，到底是為什麼？目前仍是醫學界努力想要解開的謎團。

醫｜學｜小｜常｜識

父母的管教方式會引發ADHD嗎？

　　研究顯示，夫妻婚姻不合、單親家庭、家庭功能
失調、母親的過度干預、不佳的親子關係、雙親的自尊
心、社經地位、教育程度、嚴厲教養模式等家庭功能或
親子互動因素，並不會引發注意力不足過動症。

　　但是，父母的教養方式和家庭環境會對ADHD孩子
的治療、預後效果、治療期間的反抗行為、症狀的復發
與持續時間，以及是否引發其他行為問題等，有明顯的
影響。

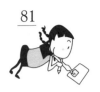

ADHD的共病及鑑別診斷

　　ADHD與其他神經精神疾病共病的機率很高，很容易因為症狀的重疊和干擾，造成診斷上的困難。因此在進行診斷時，醫師會同時考量身體因素、睡眠問題、焦慮與憂鬱、學習障礙、心理創傷、兒童虐待、對立性反抗、躁症，以及自閉症等。

ADHD兒童常見的共病

	學齡前	小學	國中	高中	成年
•自閉症（亞斯伯格症）					
•學習障礙					
•癲癇					
•抽搐症					
•對立性反抗疾患					
•焦慮疾患					
•品行疾患					
•憂鬱症					
•尼古丁濫用					
•物質濫用					
•反社會性人格疾患					

自閉症與亞斯伯格症

ADHD孩子中，罹患自閉症的比率較少，但是自閉症與亞斯伯格症孩子有40％～70％會伴隨ADHD症狀。特別是有部分亞斯伯格症孩子在多方面表現與ADHD相似，都有語言溝通、社交、注意力不集中的問題。

ADHD與亞斯伯格的孩子都很愛講話，不同的是，前者會隨著情境改變話題，後者只專注在自己有興趣的話題上，不斷重複。在行為表現上，他們一樣好動、不理會他人，但是亞斯伯格症會迴避與他人眼神接觸。

癲癇

ADHD兒童罹患癲癇的比率不高，癲癇的孩子卻有很高的比例有專注力問題，約25％左右可能會有ADHD。

妥瑞氏症

ADHD孩子只有5％～15％會罹患妥瑞氏症，然而80％～90％的妥瑞氏症患者卻會有ADHD症狀，因為「專注力不足」是腦部前額葉到基底核中間的連結出現異常，兩者腦部異常的區域重疊，極容易產生共病。另外，ADHD約10％～20％合併不由自主的抽搐或妥瑞氏症，治

療與服藥上需要格外注意。

學習障礙

　　ADHD在學習上一定會遇到困難，但要確診為閱讀障礙還是書寫障礙，則需要相當嚴謹的診斷。例如智力測驗八十五分以上，智力沒有問題，在學校是某特定學科考試都吊車尾，無法閱讀任何文字，甚至連一個國字都記不起來，才可能被診斷有學習障礙。根據研究，約5%～10%的ADHD孩子有學習障礙。

對立性反抗疾患

　　根據國內外研究顯示，大約有40%～75%的ADHD孩子合併有對立、頂嘴、反抗、怨恨、脾氣暴躁、好爭執等，而25%的ADHD孩子會出現說謊、偷竊、違規，甚至犯法（行為規範疾患）。

反社會性人格疾患

　　ADHD孩子若在青春期出現行為規範疾患，到了成人期就容易出現反社會行為、物質濫用、攻擊行為或者違規犯法。

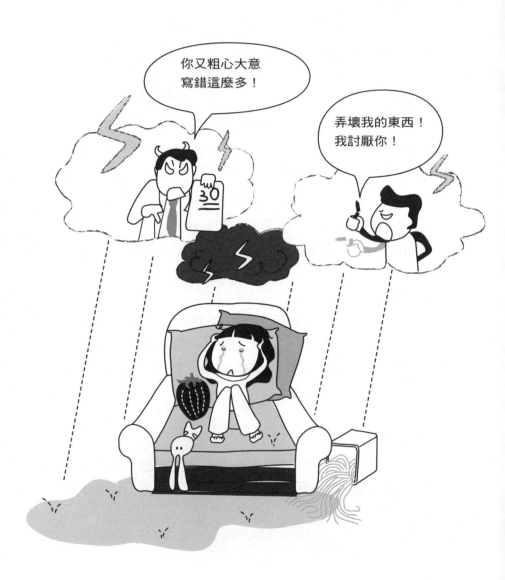

物質濫用

　　ADHD孩子因為衝動與好奇，可能會比一般孩子更早接觸煙、酒，或非法物質、非法藥物，容易造成誤食、藥物依賴及濫用。

睡眠障礙

　　ADHD可能會有較不易入睡、夜半醒來、早上過早醒來、睡眠過長或過短、白天容易打瞌睡的狀況，有較高比例會尿床、磨牙、打鼾、說夢話，或者呼吸中止的情形，目前研究僅確定ADHD和呼吸中止症及腳動症是有關的。

　　有些患者因為服用藥物，影響睡眠品質。因此在判斷是否有睡眠障礙時，需要比較孩子服藥前後睡眠狀態的改變，才能區分是藥物引起的睡眠障礙，還是患者本來就有的睡眠問題。

焦慮症、憂鬱症

　　ADHD孩子在成長過程中，遭遇多種挫折、誤解、指責、排斥，因此常常有力不從心的感覺，他們可能擔心做不好被指責，而變得焦慮緊張，甚至害怕上學。

　　另外他們也很容易自信心低落，認為自己「很糟

糕」，自我疑慮不斷加深，最後演變成憂鬱症。就醫時，平日的挫折又很容易被合理化，認為他們就是因為低自尊、挫折多，才會有憂鬱的情緒，因此如果不是上述情況導致的憂鬱症，反而很容易被忽略，錯失治療時機。

我們也發現，ADHD孩子的憂鬱症比例偏高，親屬有憂鬱症的比例也相對高，可能是家族遺傳或家庭環境因素共同造成。

【第三章】

ADHD的藥物治療

藥物可增進腦部的執行功能，幫助ADHD孩子，
增加學習能力、建立自信心與責任感。
醫師會進行嚴謹的藥物治療評估，
藥物副作用也是可以克服的。

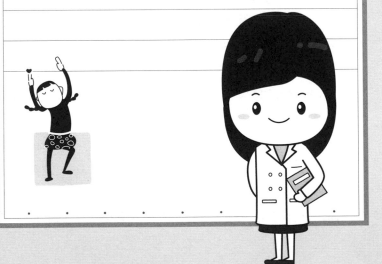

　　如前所述，ADHD是由多重因子造成，它的真正病因目前雖然沒有定論，但是生理學研究發現，孩子的種種行為反應，如不專心、衝動、坐不住、情緒和動作的控制失調、組織計畫的能力不佳等，主要是來自腦部額葉皮質下迴路的功能異常，及腦區其他的網絡連結功能不足有關。

　　ADHD的治療必須多管齊下，經由父母、學校、社區、醫療共同攜手合作來幫助孩子。目前國內外數百個國際知名的研究都已證實，藥物治療是最有效的治療方式；搭配以行為治療為原則的親職教育和學校補救教學，也是不可或缺的治療策略。

　　提到藥物治療，真的讓家長又愛又怕。藥物可以幫助孩子穩定情緒，改善注意力和認知行為，增加社會適應能力；但是又擔心它的副作用，以及孩子是否會被貼標籤，因此父母們心中總有許多猶豫：「到底該不該吃藥？」「藥物是幫助還是傷害？」「該如何正確服藥？」「會產生藥物依賴嗎？」

　　確實，使用ADHD的藥物必須相當嚴謹，確診前必須經過兒童精神心智科醫師的多次問診，確診後，還須加上「症狀已經嚴重影響學習與人際關係」，才建議使用。若尚未確診，或者行為困擾並不嚴重，還是以行為治療、親

職教育和學校輔導教學為主，努力矯治孩子的行為。

　　服藥的年齡也需要注意，三到六歲是大腦發育變化最大的時期，此時不急著服藥，可以等孩子大一點再評估。小學低年級的孩子則是藥物治療的最佳時機，因為孩子開始學習社會化，功課負擔也跟幼稚園時期不同，需要更專注、專心上課，而且要開始建立良好的團體生活習慣和人際關係，藥物能幫助他們增加執行能力、自制能力，改善學習及生活習慣、建立自信心與責任感，對他們一生的成長有正向幫助。

　　通常藥物治療進行半年到一年左右，需要再做一次臨床評估，決定是否需要繼續服藥。

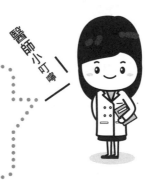

醫生小叮嚀

小學一到三年級是治療過動兒的良好時機，因為對孩子而言，早期建立良好的學習和生活習慣，培養自信心和責任感，對日後的發展有很大幫助。

藥物對大腦區域的影響

為什麼醫師一直強調藥物治療的重要性？主要是因為ADHD孩子的分心、過動／衝動，看似行為問題，其實與腦中的傳導物質有關，如多巴胺（Dopamine）與正腎上腺素（Norepinephrine或Noradrenaline）。ADHD的藥物可促進神經突觸間神經傳導物質的釋放，以及抑制它的再回收，增加突觸間神經傳導物質的濃度，就可以幫助孩子穩定、專注，提升認知功能。

〔圖一〕神經傳導物質：ADHD藥物治療

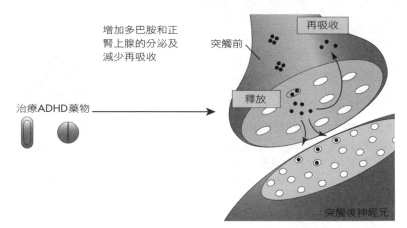

增加多巴胺和正腎上腺的分泌及減少再吸收

再吸收

突觸前

釋放

治療ADHD藥物

突觸後神經元

多巴胺系統功能與分佈

多巴胺系統掌控的功能包括動作運動、執行功能以及思考歷程。

大腦中與多巴胺釋放相關的核群包括：投射至紋狀體（striatum）的黑質（substantia nigra）緻密部、投射至前額葉（prefrontal）及扣帶迴皮質（cingulate gyrus）、阿肯伯氏核（nucleus accumbens）及其他邊緣系統組織，如杏仁核（Amygdala）、海馬迴（hippocampus）的大腦腹側被蓋區（ventral tegmental area），以及負責調控腦下垂體

〔圖二〕多巴胺系統分佈圖

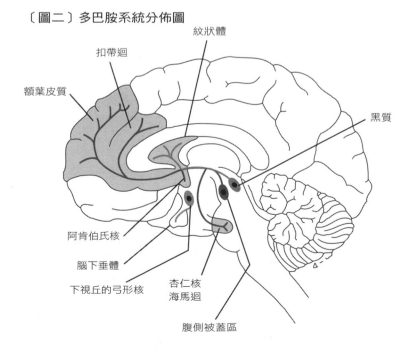

（pituitary gland）多巴胺釋放的下視丘弓形核（Arcuate N. of hypothalamus）。

正腎上腺素系統功能與分佈

　　正腎上腺素系統掌控的功能包括注意力、記憶、組織能力、衝動控制、注意力的維持、適應性反應的觸發與警覺性。

　　正腎上腺神經傳導素位於橋腦的藍斑核（locus ceruleus），正腎上腺素神經元的軸突，會投射到所有的腦區（包括小腦）及脊髓。

〔圖三〕正腎上腺素系統分佈圖

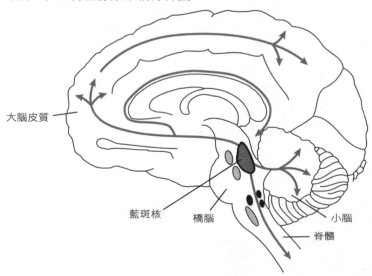

大腦皮質

藍斑核　　橋腦　　　　　　　　小腦

脊髓

ADHD的主要用藥

目前國內衛生署核准的藥物有兩種，一是中樞神經興奮劑（methylphenidate, MPH）：包括利他能（Ritalin，短效型）、專思達（Concerta，長效型）；一是非中樞神經興奮劑（atomoxetine, ATX）：思銳（Strattera）。

中樞神經興奮劑

MPH是治療ADHD的第一線用藥，包括短效型的利他能和長效型的專思達。MPH對70%~80%的孩童有明顯療效，可以改善注意力、過動、衝動症狀、社交技巧、人際關係、學業表現、腦神經認知功能。功能性腦影像學研究也發現，MPH可活化原本功能低下的某些腦區域。

MPH雖然是中樞神經興奮劑，但長期的研究顯示並不會成癮，反而能顯著的減少品性問題和物質濫用的發生率。ADHD兒童約有10%~20%合併有不自主抽搐或妥瑞氏症，服用MPH後，可能沒有影響，但也可能會改善或惡化，若惡化時，需加上治療妥瑞氏症的藥物。

MPH主要的副作用包括約有20%孩童會有食慾減少、噁心想吐的感覺，少數會有胃痛、頭痛、頭昏、晚上睡不

著的反應。這些副作用在用藥一兩個月之後就會慢慢消失。長期服用對體重可能會有影響，但對身高幾乎沒有影響。必須按時服藥，如果明顯影響食慾，可嘗試在週末暫停服藥。

・短效型MPH（利他能）：

藥效持續約三到四個小時，在臺灣用於治療ADHD已有數十年。為維持白天療效，一日需要服用兩次到三次。這也是健保局目前唯一核准給付、用以治療ADHD成人患者的藥物。

・長效型MPH（專思達）：

藥效持續十到十二個小時，早上出門前先服用一顆，可避免在學校服藥被貼標籤，並增加服藥的順從性。不過長效型MPH藥效只能涵蓋白天，對課業繁重的學生，下午五點左右可以加服短效的利他能，以維持藥效直到晚上八、九點，幫助孩童專心寫功課，副作用是可能會造成晚睡或失眠。

非中樞神經興奮劑

思銳是第一個通過美國食品藥物管理局許可、用於治療ADHD的非中樞神經興奮劑。到目前為止，國外的研究

顯示，ATX在治療患有ADHD兒童、青少年及成人的效果顯著。

　　臺灣也曾經針對ATX進行雙盲隨機藥物試驗，共一百六十位ADHD患者，年齡為六至十五歲，在所有受測試者都不知情的情況下，一半施以非中樞神經興奮劑，一半施以安慰劑，結果發現在改善ADHD的核心症狀上，ATX藥效明顯高於安慰劑。

　　根據臺大醫院的研究顯示，ATX可以改善專注力、執行功能、空間記憶以及學校與社會功能。主要的副作用為食慾減少、對血壓和心跳沒有顯著影響；對肝腎功能正常的個案來說，也不會有所影響。

　　衛生署已將思銳明列為成人ADHD處方用藥，但健保局只給付兒童和青少年患者，十八歲以上的成人必須要自費購買。

　　國際無數的研究以及國內的多個個案研究均證實，MPH與ATX都是安全且副作用少的藥物。MPH與ATX各有優缺點──MPH的效果比較立即及顯著，ATX則是藉由逐漸累積並穩定血液中多巴胺與正腎上腺素的濃度來達到效果，療效涵蓋夜晚，不像MPH在早上和晚上有較大差別。ATX也不會引起或惡化不由自主的抽搐，對有合併症

或情緒障礙的孩童較適合。

　　整體而言，藥物可以幫助孩子從生理上穩定情緒、增進注意力和組織能力，但是每個孩子的體質不同，藥物的治療效果和反應也不同，家長一定要隨時與醫師討論，適時調整藥物的用法及用量，切記按時吃藥，並且掌握用藥的黃金時機，並搭配認知行為的訓練技巧，教導和協助孩子控制自己的行為，養成良好的學習和生活習慣，增強社會技巧，使良好的行為逐漸內化成慣性，才能讓治療發揮最大功效。

短效藥與長效藥的優缺點

　　ADHD的用藥有長效藥與短效藥，各有優缺點，比較如下：

短效藥的優缺點

　　優點是藥效作用期間短，易於彈性使用，不會影響有午休習慣的孩子。缺點則是不方便，容易忘記服藥、容易被貼標籤，更重要的是，服藥次數太多，很容易造成孩子的挫折感，以及親子間的衝突與對立，需要妥善處理。

　　缺點分述於下：

・必須在校服藥：

　　許多國家有學校護士管理學童用藥，即使是感冒藥，都必須由校護給藥，孩子不能帶藥去學校自行服用，但國內卻沒有這樣的人員配置。曾經有個孩子在幼稚園午睡醒來後，應該服用半顆利他能，因為老師忙著摺被子，竟要他自行服用，孩子卻一口氣把剩下的九顆藥都吃了，緊急送醫後雖然沒有出現任何副作用，卻讓父母嚇得滿身汗，也突顯臺灣校園藥物管理的不足。

・**容易被貼標籤：**

孩子在學校服藥時，會被同學看見、取笑，傷害隱私跟自尊。萬一遇到調皮的同學，在他服藥時問東問西，甚至湊熱鬧說：「吃了藥真的會專心嗎？那分我一顆試試看。」結果該吃藥的人沒吃，不該吃的人卻亂吃一通。

・**常忘記吃藥：**

ADHD的孩子本來就健忘，要他們記得「定時吃藥」簡直是在為難他們。在順從性研究中，70％未服藥的原因，不是忘記帶藥去學校，就是帶去學校也忘了吃，造成血液中藥物濃度不穩定，行為表現忽好忽壞，容易被認定是故意的，改不了的。

・**故意不吃藥：**

ADHD不像肚子痛，非得吃藥止痛不可，孩子們對自己的行為本來就不煩惱，加上害怕藥物的苦味，或是不喜歡自己是ADHD，而不願意吃藥；甚至把藥偷偷丟進垃圾桶，掩埋證物。偏偏他們只要沒服藥，行為就容易出問題，搞得天翻地覆，在學校挨罵，回家後說謊又被戳破，說不定還會挨一頓揍，造成更多麻煩。

長效藥的優缺點

與短效藥相比，長效藥最大的優點就是避免忘記吃藥的困擾，孩子們在家吃完早餐後，只要吃一顆藥，就能夠維持一整天的穩定。不過，也有一些缺點：

・必須在家吃：

長效藥不一定要在餐後吃，但是臺灣傳統觀念都希望飯後吃藥。然而現代雙薪家庭父母每天早上都要趕上班，常常買了麵包或三明治讓孩子帶去學校吃，即使在校門口還千叮嚀萬交待：「吃完早餐後，記得吃藥喔！」偏偏孩子一轉身就忘記了，等到老師發現：「這孩子昨天還很穩定，今天怎麼又亂了，會不會忘了吃藥？」問孩子藥在哪裡，隨手亂丟東西的他們，早就不知道把藥塞到哪去了。

・午休睡不著：

長效藥的藥效長達十至十二個小時，孩子會抱怨中午午休睡不著；當下午藥效減退時，孩子可能因為沒有休息而精神不濟，疲累想睡覺。但也有孩子在午休時反而能靜下來休息，端視個人體質而定。

真心建議父母，即使再累都要讓孩子在家吃完早餐、服了藥，再去上學，不只確保孩子按時服藥，還可以吃得

健康，又增進親子間的感情。畢竟現代父母都太忙碌，不
一定能全家一起吃晚飯，早餐是一天的開始，如果可以一
起享用健康美味的早餐，何樂而不為呢？

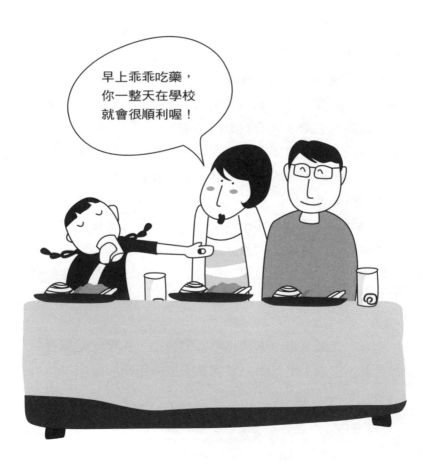

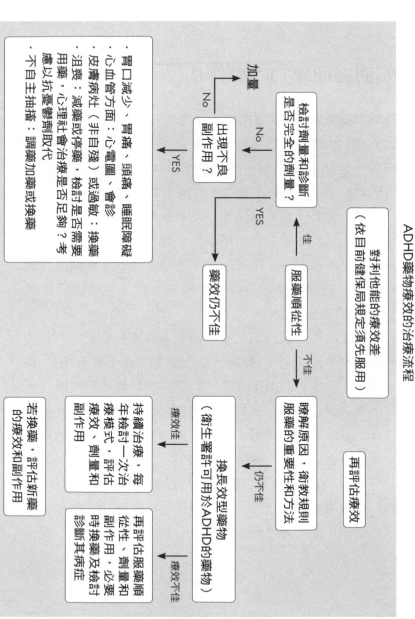

ADHD藥物療效的治療流程

如何處理藥物的副作用？

藥物影響食慾──調整用餐及作息時間

　　約20%的孩子服藥後會影響食慾，建議父母修正服藥時間，最好是 吃飯時，順便吃藥 ，藥效還沒發揮作用，飯已經吃完了，比較不會有食慾減退的問題。

　　除此之外，也可以調整寫功課與吃飯的時間。孩子回家後，趁著長效藥還有作用時，先專注寫功課，等到七、八點，功課寫完了，孩子也餓了，這個時候吃晚餐保證胃口大開。更棒的是，功課提早寫完，孩子也可以提早睡覺，不會再拖拖拉拉。

　　愛子心切的父母們常常準備很多健康食品，在門診時一樣一樣拿出來問： 醫師，吃這些東西會不會有用？ 我沒辦法認識所有的健康食品，只能依照科學研究判斷，所謂的健康食品在科學上並不像藥物須經由嚴謹臨床實驗，來確定其療效和副作用，如果只是想要幫孩子補充營養，正常飲食還是最佳的策略。

　　小學時期的ADHD孩子因為好動，不肯乖乖坐好吃飯，很容易顯得瘦巴巴，讓父母擔心。殊不知這些孩子到了青春期，要不就是坐不住一直去翻冰箱拿東西吃，要不

就是沉迷電玩，整天坐在電腦前面，隨手抓了零食就往嘴裡塞，以致於體重常常破百。這時父母又要煩惱幫孩子減肥的問題了。因此，建議多和醫師溝通如何兼顧療效與改善食慾減少的副作用。

醫｜學｜小｜常｜識

使用ADHD藥物的副作用：

1. 家長過度依賴藥物，不改變親職教育方式。
2. 食慾減少（最常見，通常降低約20%～30%）。
3. 晚睡、失眠、想睡。
4. 極少的患者有頭痛、胃痛反應。
5. 對合併有妥瑞氏症者，可能增加不自主抽動。

藥物污名化──正視藥物安全與療效，拒絕媒體誤導

由於ADHD的主要用藥是中樞神經興奮劑，媒體曾經聳動地對藥物污名化，將它們與「毒品」、「古柯鹼」畫上等號，帶給家長更多憂慮，孩子們更怕被取笑或排擠，而不願意服藥。

被媒體錯誤報導的藥物是短效的利他能，它是健保規定的第一線用藥，已經核准數十年了。利他能和長效型的專思達都屬於中樞神經興奮劑，已有數百個實驗證實它們的療效與安全性。非中樞神經興奮劑的思銳，也是核准用藥，無論國內國外，亦有相當多研究證實它們的療效。

因為媒體錯誤的報導，讓孩子們除了要背負過動的罪名之外，更把他們污名化為「藥物濫用」，孩子可能會以為自己是吃毒品長大而心生抗拒。門診時，孩子總是很委屈：「每次吃藥，同學就說我是過動兒，有人吵架、東西壞掉，都說是我弄的。我不想再吃藥、再被討厭了。」我每次都要花相當多時間安慰他們，讓他們知道藥物的優點，不要抗拒治療。

ADHD的孩子承受比一般孩子更大的壓力，如果連治療都要被嘲笑、貼標籤，未來的路會更難走。媒體要負起責任，不要污名化孩子，更不能責備父母，彷彿一切都是

父母教育造成的。期望社會大眾能夠抱持理解、體諒的心來幫助他們,而非加以責難和輕視。只要有適當的協助和鼓勵,這些孩子長大之後,一樣可以擁有健康的生活,對社會有所貢獻。

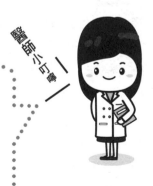

醫師小叮嚀

藥物治療可增進腦部的執行功能,過動症孩子若接受適當治療,可以發揮潛能,對自己和社會好處多多。家長切勿因污名化或副作用,而不願讓孩子吃藥、延誤治療。

出國求學，問題重重——出國求學需多方慎思、評估

有些經濟條件不錯的家庭，會考慮讓孩子出國求學、就醫。他們考量的原因不外乎：臺灣的教育環境不瞭解ADHD的症狀、服藥容易被貼標籤、國外有更好的醫療資源等等。

在我的門診經驗中，有很多孩子和父母長年在臺灣與國外之間奔波，有成功的案例，也有失敗的情況。

・出國損益未有定論

很多年前，我遇到一個孩子文傑，他在學校完全不被瞭解，常常受到老師處罰、打罵，功課永遠也寫不完，最後演變成懼怕上學，每天早上都哭著不肯出門。父母心疼孩子，到學校溝通，卻被老師指責：「你們只顧著忙事業，根本沒有好好管教孩子！」爸媽覺得很委屈，他們確實是有名的學者，研究做得很出色，但不表示他們沒有花時間陪伴、教養孩子。夫妻經過一番討論和評估後，決定帶文傑到美國試試看。

剛去美國的兩個禮拜，文傑與爸爸媽媽都很高興，在課堂上，孩子可以自由離開位子走動；老師永遠用正面的態度鼓勵學生：「做得很好！」「這次做得很棒！只要下次願意改進一點點，就會更棒了！」臺灣學校裡的批評、

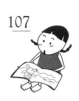

責罵、嚴格管束，在美國課堂上完全看不到。文傑開始覺得上學是一件快樂的事情。

兩個禮拜之後，校方發現文傑ADHD的狀況，因為課堂上雖然允許學生走動，但僅限於到置物櫃拿東西，文傑卻常常走到櫃子後，忘了自己該做的事情，自顧自玩了起來。幸好，學校對ADHD的狀況很瞭解，願意支持，可以配合孩子的狀況作調整。文傑與母親決定繼續留在美國求學、治療，父親則回臺灣負責賺錢、拿藥。幾年後，文傑進入美國知名大學，展開充滿希望的人生。

這是一個成功的個案，持續的治療、學校的支持、母親的陪伴、父親的努力，讓文傑的人生不會因為ADHD而變得一團混亂。不過他們也付出了可觀的代價，一家人無法團聚，文傑的父親不得不長期與妻子、孩子分離，心中難免有失落和孤單的感覺。幸運的是，孩子得到很好的照顧和發展，結局算是讓人欣慰。

另一個案例就沒有這麼幸運了。他們經過很多的起伏、衝突，花了很多時間和金錢，才終於讓孩子安定。

阿正在學校的處境跟文傑類似，經常被老師處罰、責罵，被同學嘲笑、排擠。阿正並沒有懼怕學校；相反的，他的情緒轉為憤怒，開始反抗，不只和老師頂嘴，也和母

親對嗆。他與學校的關係愈來愈差，想轉學，又怕被貼標籤、舊事重演，父母最後決定把他送去美國讀寄宿學校，由嚴格的校方來規範他的作息。

到了寄宿學校後，雖然校方很願意支持他，阿正也對功課不排斥，想要好好學習，但是各種ADHD的症狀並不會因此而消失，沒有母親整天盯著，阿正的作息更亂了，他常常忘記吃藥，早上因為睡過頭而缺課，在學校像個局外人，回宿舍後又沒人可以談心。經過一段混亂的衝突之後，他又被接回臺灣。

回到臺灣的阿正，課業無法銜接，只好休學一年。他天天在家，覺得既然不用上課，藥也不用吃了，行為更難管束，與母親有很大的衝突。最後是爸爸看不下去，決心改善阿正的生活。

爸爸親自帶阿正回到美國，一點一滴瞭解阿正的行為模式和生活習慣，這才發現，原來阿正以前吃的都是垃圾食物，加上整天沉迷網路、作息混亂，難怪體重破百、精神愈來愈差。他帶阿正住在沒有網路的小屋，一起讀英文小說、準備三餐、每天運動改善阿正的生活形態，父子關係也愈來愈好。最後，他們決定回臺灣找私立學校就讀，兩年的抗爭與衝突終於平息，一家人可以好好的生活了。

·國外醫療與國內不同

　　ADHD孩子很需要大人的支持、陪伴以及瞭解。送到國外就學，在語言、文化、生活環境上產生很大的變動，很可能造成更多不適應的壓力。有些家長以為在國外就不用服藥、不用治療，甚至希望隱瞞不要讓學校知道，殊不知學校很快就會發現孩子的問題，因為歐美國家對ADHD的瞭解更深入、治療更積極，對於治療流程也有很嚴格的要求和規定。

　　臺灣健保局的資料分析顯示，一直到2007年之前，學齡前的孩子只有1.2%有ADHD診斷，其中一部分併有智能不足或自閉症；智能正常的孩子可能不到百分之一。依照國內過動症盛行率約7%的比例來看，只有五分之一，表示還有很多ADHD孩子尚未被診斷出來。而確診有ADHD的孩子，大約六成已開始接受藥物治療，這數據也比歐美國家來得低。

　　況且在國外就醫相當困難又昂貴。有位醫師朋友帶著孩子去美國，等了三個月才看到門診；孩子的英文又不夠流利，不願意與醫師交談，增加問診的困難。許多出國念書的孩子們，在剛出國的最初兩年，大多數仍然定期回臺灣追蹤看診和拿藥。

　　我也會建議父母要送ADHD孩子出國念書時，真的
要多方面綜合考慮，不能有太浪漫的期待。我們真心期待
的，還是臺灣教育制度的改變，除了改進填鴨式教育外，
老師們對身心障礙孩子要有更多瞭解和體諒，以正向的態
度幫助特殊的孩子學習，也希望學校制度有更多彈性，針
對孩子的個別差異，提供更多元的教學設施與策略。

　　我看過許多ADHD孩子經由適當的治療，產生了巨大
的正向改變，擁有美好人生。ADHD的藥物都經過嚴謹研
究以及監督管控，能夠有效幫助孩子，我實在不願見到藥
物被污名化，降低孩子與父母就醫的意願，錯過了治療的
黃金期，影響孩子未來的發展。

　　當然，治療ADHD不能光靠藥物，行為治療同樣重
要，兩者缺一不可。我們經常一再提醒父母，不要因為對
藥物的誤解而錯失早期治療的機會，但也不能認為孩子有
吃藥就好了，而不改變自己的親職技巧，一定要行為治療
與藥物治療雙管齊下，才可以達到最佳的療效，讓孩子快
樂地學習，正常地長大。

【第四章】

ADHD的行為治療

家庭是ADHD孩子最重要的行為治療場域，
更是支撐他們好好長大的關鍵。
只要找對方法，持續努力，
他們一樣可以擁有健康快樂的人生。

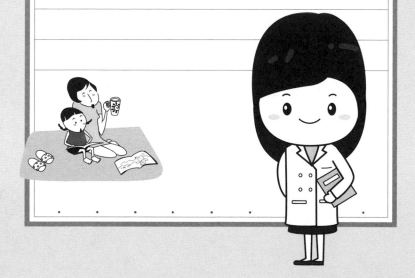

　　「行為治療」簡單來說，就是利用「刺激—反應」的原理，以外在的具體增強物，如酬賞、獎品的給予；或內在的情感增強物，如讚美、榮譽感等，雙管齊下，增強孩子的合宜行為，修正不恰當的行為反應。

　　另外，還有「認知行為治療」，是以改變認知的方式，讓孩子們學會以不同的、新的正向想法，來取代原先錯誤的、舊有的負面想法。當孩子的觀念和態度重新建立之後，就比較願意以正確態度去克服困難、面對挑戰。認知行為治療可以幫助孩子學會自我調整、增強解決問題的能力、能彈性去處理憤怒與挫折感。

　　研究發現，行為治療搭配藥物治療的效果最好。藥物從生理上提升孩子的穩定性、專注力、自我控制、認知思考能力、減少衝動，讓父母和師長可以更順利展開行為治療的訓練。

　　醫院、學校與家庭，是ADHD治療金三角。醫師給予確實的診斷與專業治療；學校師長給予支持和耐心、一視同仁的教育，不讓孩子被貼標籤，懼怕上學；父母接續醫療與學校的訓練，在家中運用行為治療理論教養孩子。只要三方通力合作，ADHD孩子也能跟一般人一樣，擁有健康快樂的成長經驗。

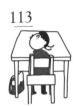

醫｜學｜小｜常｜識

行為治療的優點及弱點：

優點：短期內改善目標行為、社交技巧，甚至是課業表
　　　現。

弱點：不易維持長時間的治療效果，以及不易類化至其
　　　他的生活情境中。

課堂上的行為治療

在對ADHD陌生的年代，這些孩子在學校常常被認為是「問題學生」；而在資訊發達的今日，老師們對ADHD有更多知識與理解，可以在學校課堂上進行行為治療，同時增進班級的友善氣氛。

我們的研究發現，孩子們只要有「動機」，就會努力表現，最能夠給孩子正向動機的，就是老師。老師一句讚美，抵得上父母十句話，因此，老師課前提醒、課堂上的鼓勵，對ADHD孩子真的很重要。根據國外及我的研究結果，可以提供老師們一些具體技巧的分享與建議：

座位安排：減少分心的可能

ADHD孩子上課很難專心，老師安排座位時，盡量讓他們坐在第一排，可以在他們蠢蠢躁動時立刻提醒和制止，更重要的是，當他們眼前只有黑板跟老師，比較不容易分心。試想，如果他們坐在最後面一排，眼前除了老師，還有全班的背影，他們的心思早就跟隨每個同學的各種動作飛來飛去，怎麼可能專心看黑板呢？

鄰座同學的安排也很重要，千萬不要讓他們跟調皮、

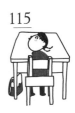

愛講話的同學坐在一起，否則兩個人自顧自的聊起天來，可就沒完沒了。

要勸導ADHD孩子上課安靜，從「替別人著想」的角度出發，勝過「強制／懲罰」的方式。老師可以溫和的規勸他：「老師知道你很喜歡朋友，常常很熱心想幫同學，也很在乎他們的看法，那你就要替他們想想，他們的父母辛苦賺錢讓他來上學，就是希望他好好聽課，結果你上課講話，讓同學上課都不能專心，這樣好像不是在乎或喜歡同學的表現，也會對不起他們的爸爸媽媽。我相信你可以忍耐一下，等到下課再盡情的講話。你一定做得到的，你可以試試看。」

當孩子終於改變，不在課堂上講話時，一定要記得鼓勵他：「你真棒！你懂得在乎別人、為別人忍耐，真的進步好多喔！大家都看到了你的努力！」這種老師和同儕們的集體認同和鼓勵，當然會讓他愈來愈好。

功課分批寫：逐步完成，可建立信心

ADHD孩子沒有耐心，千萬不要叫他們一次寫完全部的功課，那會讓他們失去自信心，變得更加逃避。作業分批給，每次份量以他們能夠維持專心的時間內寫完為主，

寫完一批，休息一下，再寫下一批。分批逐次完成，一樣可以寫完全部的作業，讓他們明白：「原來寫作業並不難耶，原來我真的寫得完。」這樣對於建立自信心很有幫助，之後就可以逐漸延長每段做功課的時間。

課堂上保留特許空間：共同討論規範與自由

對於干擾課堂的行為，例如上課愛說話、未獲允許就離開座位等，老師可以跟孩子討論這些行為的正面與負面影響，共同訂定行為契約。接著利用每天的報告卡或評量表，紀錄孩子的行為，只要孩子有好表現，就給他們貼紙或計分，讓他們可以兌換獎勵。

倘若孩子反應：「我已經很努力了，但是真的沒辦法乖乖坐著上完一堂課。」老師可以跟他共同討論出一些可被接受的短暫體能活動時間，例如上課時，幫忙擦黑板、收本子、發資料給同學，有效的提供一點彈性，讓他的過動症狀得到合宜的抒發管道。

學會找話題，培養社交能力：默數數，練習耐心

ADHD孩子在不同發展階段，會面臨不同的人際挑戰，帶給他們接續的受挫經驗。學校，絕對是孩子最好的

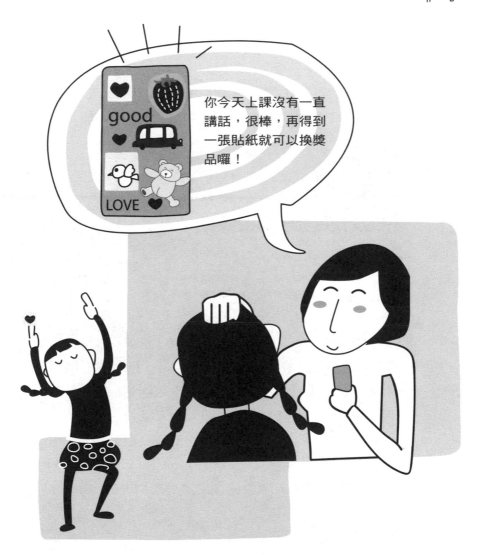

練習場所。

在門診時，孩子們常跟我抱怨：「XXX又不理我了！我不知道要怎麼跟他說話！」我會微笑問他們：「同學們

醫｜學｜小｜常｜識

學校進行行為治療的技巧：

輔導技巧

1. 提供適當的教室環境和座位安排，以及分批完成的課業要求。
2. 找出孩子特定的問題及其相關情境。例如只要有人取笑他，他就出手打人；或者只要排隊，他就不耐煩。
3. 找出孩子的正確行為，例如只要有人取笑他，他就轉身走開；或者需要排隊時，他可以乖乖待在隊伍中。或者讓他先在一旁做別的事，等到快要輪到他時，再來排隊。
4. 在教師訓練中提升老師的技能。例如ADHD的相關知識、行為訓練的技巧等。

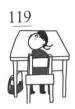

都看什麼書？玩什麼遊戲？你既然都知道，那你也可以看看這些書、玩玩這些遊戲，這樣你跟他們在一起的時候，就會比較有話說啊！」如果連這一招也行不通，我會建議

5. 老師們可靈活運用正向增強物和代幣制度，用以鼓勵孩子的正向行為。

幫助兒童自我控制和解決問題的七個步驟：

1. 停！
2. 想一想問題是什麼？
3. 要怎麼辦？
4. 有什麼好方法？
5. 哪個方法最好？
6. 用想出來的好方法去做做看！
7. 好方法有用嗎？

　　孩子不妨去參加一些社團、一些提升人際關係的訓練課程，或一些友善的團體，透過更多的人際互動和成功經驗，幫助他們輕鬆學習社交技巧。

　　除了缺乏社交技巧外，ADHD孩子在人際上還有一個大問題，就是「沒耐心」。他們不愛排隊，常常亂插隊引發民怨，當他們抱怨：「XXX每次都慢吞吞，要等好久好久好久！」我都會提醒他們：「你以前小時候也很慢，大家都會等你啊。現在你長大了，也要學著等待別人。這樣才有禮貌嘛！」

　　關於「傾聽」這件事，他們更是沒耐心，同學心情不好在訴苦，或者很興奮分享一件事，他們總是扭來扭去，一臉不耐煩。我會一再教他們：「如果真的不想聽，又不能馬上走開，就在心中數數，從一數到十五，表示你很有誠意，願意忍耐。下次再練習數到二十，再下次則數到三十。數得愈多，表示你進步愈多，朋友也會愈多喔！」

家中的行為治療

　　家庭是ADHD孩子最重要的行為治療場域，更是支撐他們好好長大的關鍵。父母的支持，能幫助孩子有勇氣面對困難，度過辛苦的學習過程。

　　我診療過數千名ADHD孩子，所以對於家長們的心情有很多感慨與體悟。身為父母，全心全意愛孩子是最基本的態度，一定要打從心底認定：「我無條件愛我的孩子，如果連我都不願意幫助他，還有誰能幫他？我絕對不會放棄他，也不會放棄希望。我願意陪孩子一起努力！」

　　許多父母在孩子確診後，難過又無措，我總是安慰並提醒他們：「我們並不是因為孩子很棒才愛他，就算孩子不完美，他永遠都是我們的孩子。一旦決定生養，就是一種承諾，無論孩子是什麼模樣，我們都要愛他，陪伴他面對所有困難，不要讓他孤單無助。更何況，ADHD是可以治療和改善的疾病，父母千萬不要失去信心。」

　　ADHD孩子無論在學校、社會，都是弱勢的一群，很容易被誤會和排擠，回家又很容易犯錯挨罵，他們也很想要有好表現，也很想得到讚美，但卻得比一般孩子付出更多的努力；他們常常失敗，長期缺乏肯定和成就感，很

容易因為情緒壓力而引發其他的身心疾病，例如憂鬱症或焦慮症。所以父母對待ADHD孩子要更有耐心，不要隨便拿他們跟其他孩子比較，更不要在孩子犯錯時脫口說出：「你再這樣，我就不喜歡你、不要你了！」那只會加深孩子心中的挫折和傷痕。唯有讓他們在充滿安全感和接納的環境下長大，他們才能夠好好接受治療。

有些父母回家之後，把我對他們的規勸「背」給孩子聽，嘴上掛著：「高醫師說你要如何如何……，我也會盡量支持你。」事實上，光是用「背」的沒有用，要用愛，才能讓這些話語復活。跟孩子相處，不是用教條，也不是套理論，孩子們很敏感，可以感受到父母是否真心相信他們，是真正的愛還是言語上的敷衍。父母必須審視自己的狀態，隨時提醒自己，回到愛的初衷，才能夠陪伴孩子走這段長路。

當然，這一切並不容易。ADHD孩子特別容易製造麻煩，讓父母生氣又煩惱。根據多年的門診經驗，我整理出一些親子相處之道，希望幫助父母更瞭解孩子，能夠順利在家裡施以行為治療訓練。

同理孩子面對日常小事時的艱難

　　不要輕易去責怪孩子，要明白「日常小事」對他們有多麼不容易。我看孩子這麼努力，心裡總是很不捨：「對我們來說如此簡單的事情，為什麼在他們身上卻是這麼的困難？」

　　以寫功課來說，父母傷透腦筋，又氣又急：「為什麼就不能專心快點寫完，非要拖拖拉拉！」如果仔細觀察他們寫功課的狀態，才會明白，光是乖乖安靜坐著對他們而言就無比困難，他們的心思不斷飛走，什麼都記不住，整晚都被釘在書桌前磨蹭，卻什麼也學不進腦子裡。他們也很痛苦呀！

　　父母如果能夠換個角度，設身處地從孩子的處境來想：孩子真可憐，需要費盡九牛二虎之力，才能把簡單的功課寫完，如果換成是我，應該會很挫折、很沮喪吧，為什麼同學們半個小時就寫完了，我卻要拖到半夜？真的好累啊！理解孩子的痛苦後，怒氣就會變成心疼，想開口罵他的衝動也消逝無蹤。甚至會轉一個心念，努力去思考，如何讓孩子寫功課更順利，努力想辦法幫助孩子。

跟孩子溝通別搞「讀心術」，孩子想什麼，你不一定知道

跟孩子溝通時，千萬別以為自己「無所不知」。很多誤會的開場都是這樣的。舉個例子：

小捷長期缺乏成就感，這次為了期末考卯足了勁，把考試範圍內所有的課文讀了好幾遍，心想：「這次一定可以進步，不用再挨罵了！」可是考完回家翻閱課本，卻發現因為太粗心，寫錯了好幾題，心情瞬間跌到谷底，想起父母失望和生氣的表情，又自責又害怕，乾脆躲到電玩的世界，想要忘掉壓力和情緒。

媽媽下班回家，一進門就看見小捷又在玩電動，氣得大罵：「你為什麼不念書？整天只知道打電動，我就知道，你一定是考試考壞了吧？為什麼老是說不聽？一定是書又沒念完吧！這麼不認真，要怎麼畢業？」

小捷低頭挨罵，什麼話也不敢說。睡前，他愈想愈擔心：「萬一真的被退學怎麼辦？還是先告訴媽媽好了。」他鼓起勇氣走到媽媽房門，媽媽卻說：「我好累，想睡了，有話明天再說吧。」

小捷回房後，愈想愈難過：「連媽媽都不理我了，我一點用都沒有，我真的好糟糕。」他躲在棉被裡哭了一整晚，可是媽媽完全不知道。小捷整晚沒睡，覺得人生無

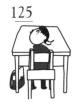

望，衝動的奪門而出，想撞車死了算了。媽媽陪他來門診，才知道事情的經過，又心疼又傷心，悔不當初。早知道她應該好好聽小捷說話，不應該一回家就劈頭罵人，阻斷了溝通的路。

很多父母都會犯同樣的錯，認為自己無所不知：「孩子是我生的，他在想什麼，我都知道！」「我問都不用問，就知道他一定又在學校闖禍了！」「他哪會有什麼煩惱？他只要把書讀好，什麼事都不用管。我才是最煩惱的人！」

其實，父母沒有讀心術，如果不好好傾聽孩子說話，就無法真正瞭解孩子。老師和醫師也一樣。有些孩子來門診時會故意要我猜：「高阿姨，我不用告訴你事情啊，你什麼都知道。」我會笑笑說：「我又不是神仙，怎麼會知道你心裡想什麼呢？一定要你告訴我才行。」

當孩子表現不好時，別急著指責：「你又把桌子弄亂了！」「你寫字為什麼這麼潦草！」「你為什麼又……！」那只會讓孩子產生怨恨敵意，反叛心很快就跑出來，孩子氣呼呼反擊後，父母更生氣，罵得更大聲，惡夢般的親子大戰又開始了。

放下責備、放下自以為是，聽聽孩子怎麼說，你可

能會很驚訝的發現，彼此之間有好多誤會與眼淚，需要釐清，更需要彼此的擁抱。

控制情緒，家是最好的練習場域

ADHD孩子常無法控制情緒，造成人際關係不佳，也讓親子間關係緊張。父母要更有耐心，用對的方法來教導他們學習「如何控制情緒」。

‧改變孩子的觀念

不要認為父母是叨唸，讓孩子明白有父母耳提面命、處處關心是幸福的。

‧不要立即反應

生氣時什麼話都說得出口，會傷了父母、朋友的心，找機會讓孩子體會心平氣和時說的話，跟發怒時說的話有何不同。再教他們，萬一真的發怒了，先深呼吸五下再說話，比較不會暴衝傷人。

‧不用惱羞成怒的防衛

讓孩子知道，無論他做了什麼，父母都會原諒他，不需要遇到困境就先自我防衛，惱羞成怒的跳腳。

‧有話慢慢講

孩子生氣時，講話自然又急又氣，父母千萬不要跟著

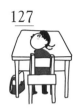

急，相反的，更應該慢慢講話，或是用關愛的眼神看著，不說話。如果孩子大吼大叫，父母要學著「適度的不理會」，事後再告訴孩子：「你吼叫的時候，我聽不到你想要講什麼，我只知道你在生氣，不知道你在氣什麼，更不知道要怎麼幫你。」

　　例如孩子跟弟弟、妹妹打架，幾乎吵翻天，這時候不適合講道理，等到孩子的情緒比較平靜時，再問他原因，他可能會說：「我很生氣，你都偏心！！」父母這時候就比較知道孩子的心結在哪裡，可以心平氣和繼續跟他討論：「為什麼覺得我偏心？我做了什麼，讓你有這樣的感覺呢？……」

・避開生氣的源頭

　　在學校如果被同學招惹，就教孩子深呼吸五下，轉頭看別的地方，不要看挑釁的同學。萬一忍不下來，也不要正面衝突，趕快離開現場去找老師。老師處理之後，如果孩子還很傷心，可以鼓勵他跟要好的同學講講話，或者回家告訴爸爸媽媽，甚至寫在日記裡。

・生氣後，練習角色扮演

　　如果在學校真的發脾氣了，回家可以跟爸爸媽媽練習「角色扮演」，由爸媽扮演同學，模擬學校的現場，試試

看除了罵髒話跟打人之外，還有什麼方法可以代替生氣？可不可以好好的跟同學說：「我把你當成好同學，你卻這樣說我，讓我很難過。……」教孩子以溝通技巧取代言語的衝突。

・家是最好的練習場域

想讓孩子學會與人溝通，就要先從與父母溝通開始，讓他們在家就學會控制情緒。父母也一定要記得，有自信的孩子不會認為別人是在批評他，更不容易一受到挫折就發怒。

以身作則，讓孩子有榜樣可以學習

以身作則是最好的教育。很多孩子跟我告狀：「高阿姨，我爸爸不准我看電視，叫我去寫功課，可是他下班回來後，就坐在沙發上一直在看電視！」大人自己都做不到的事，孩子當然不服氣。

有些大人惱羞成怒，跟孩子辯解：「我小時候有乖乖念書，所以現在不用念！你現在是小孩子，就應該乖乖寫功課，等你長大就可以盡情看電視。」聽起來好像有道理，但是ADHD孩子無法想像很久以前與很遠之後的事情，如果他們能夠如此成熟的思考，就不需要來門診了。

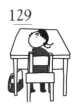

　　另一個常被孩子吐槽的生活習慣，是「收東西」。ADHD孩子時常隨手亂丟東西，走到哪，東西掉到哪，搞得房間一團亂，媽媽往往一邊收拾一邊罵人。但是有時候父母也愛隨手亂放東西，孩子挨罵時，肯定在心裡回嘴：「你還不是一樣！」

　　父母除了改掉自己的不良習慣外，更要耐心的陪著孩子做，告訴他們：「我知道這些要求不容易做到，可是你一定要養成好習慣，我們一起努力，媽媽做得到，你一定也做得到。」

　　另外，父母一定要小心自己的言行，千萬不要投機取巧。ADHD孩子對父母不好的行為會放在心上，一開始會感到矛盾不解，最後則是模仿，例如父母愛面子，喜歡說謊，脾氣暴躁，孩子都會看在眼裡跟著學。

營造閱讀氣氛，跟孩子一起讀書

　　一次門診時，小櫻媽媽很得意的告訴我：「我已經可以讀英文小說囉！」原來，小櫻升上國中後，英文一直不好，媽媽只有國中畢業，沒辦法教她。媽媽靈機一動，乾脆找家教，跟小櫻一起學英文，母女倆還常常比賽。才兩、三年的時間，小櫻媽媽英文進步神速，家中的閱讀氣

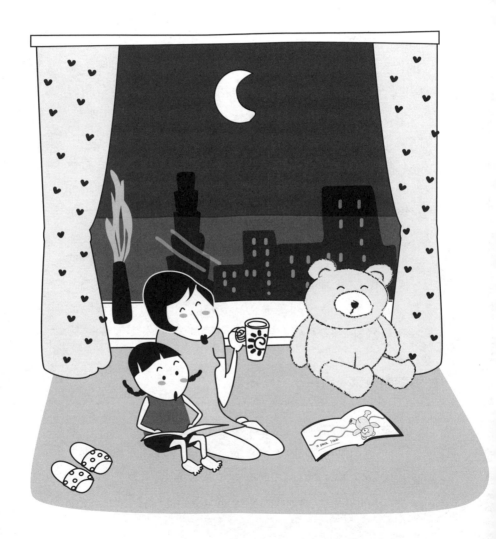

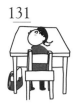

氛也建立起來了。

　　要讓孩子愛上閱讀，最好的方法就是跟孩子一起閱讀。孩子寫功課，母親不妨在旁邊讀食譜；孩子愛看小說，父母就跟著一起看，不但可以進入孩子的世界，還可以透過討論書中的角色，鼓勵孩子用多種角度思考事情。一起閱讀，能讓孩子知道爸爸媽媽一直很認真吸收新知，久而久之就會營造出很棒的家庭閱讀氛圍。

與其責備，不如用鼓勵建立孩子信心

　　培養自信心對ADHD的孩子很重要。很多父母在孩子失敗時，常脫口而出：「你怎麼又做錯了！怎麼這麼笨！你都不願意努力！……」當孩子一試再試都失敗，父母還責怪他，不僅傷害孩子的自尊，也讓孩子愈來愈退縮。

　　我的兒子在小學遇到挫折時，會很難過的跟我說：「媽媽，我真的不知道你的血都流到哪裡去了，一定沒有流到我身上。我什麼都做不好！」意思是他都沒有遺傳到我的基因。面對這麼沮喪的孩子，我只能安慰他：「我保證媽媽的血都是流到你的身上！都是媽媽不好，還沒有讓你的神奇頭腦開竅，我們一起努力，你會變得很棒，慢慢的，你就可以做到！」

　　當孩子做不到時，請停止責罵，找到他們能力所及的起始點，給他們信心，讓他們知道：「做錯事沒關係，只要學會『修正』，只要願意再努力，就不會犯同樣的錯。」從教育的觀點來看，鼓勵比責罵更有效。

增強學習動機

　　孩子的學習動機很重要，特別是年幼的孩子剛開始學習，一定要製造機會給他們一些甜頭，讓他們有成就感。

・正面的態度

　　我的診間有很多孩子來來去去，對桌上物品很好奇，正好可以讓我用正面鼓勵的方法，激起他們的學習動機。

　　「阿姨，為什麼你有這麼多鋼筆？這個很貴吧？」ADHD小朋友對什麼都好奇，說話也很直接。

　　「鋼筆一支好幾千元，真的好貴，可是很環保，因為阿姨不會弄丟，所以可以用鋼筆。」

　　「阿姨，你為什麼這麼愛寫字，還寫英文耶，好厲害喔！」連寫病歷，孩子們都好奇得不得了。

　　「寫字可以讓阿姨變聰明、可以記住你和媽媽說的話。而且我用功讀書就會寫英文，你若認真上課，以後也會很厲害喔！」

· **用期待取代批評**

　　父母跟孩子有很多相處時間，必須給孩子好的生活教育。與其「碎碎念」，不如改為「我期待你有好的表現」來溝通。

　　花花用完毛巾總是忘記拉平掛好，每次都是濕答答一團扔在毛巾架上，媽媽見一次念一次：「你為什麼就是不能拉平掛好？」母女倆為了一條毛巾，天天吵架。

　　媽媽何不改個口氣呢？如果一邊示範，一邊耐心的告訴花花：「媽媽好希望你可以把毛巾拉正，就像現在這樣，讓毛巾好好掛著，你願意這麼做嗎？」當花花記得把毛巾拉平掛好時，媽媽也要趕快稱讚她：「你看，這樣掛毛巾真的很棒，媽媽很開心，你明天一定也會記得的！」

· **給予相當的責任**

　　讓孩子承擔適度的責任，他們表現出來的態度，常常讓人驚喜。

　　有些小學現在已經不選固定的班長，以免讓一個學生高高在上，其他同學彷彿比較差。這是相當好的安排，每個孩子都很有潛能，只要賦予他們責任，他們都會努力做到的。

　　小果常常被媽媽責罵：「沒有責任感！」上學永遠遲

到、課本永遠忘記帶，讓媽媽疲於奔命。可是小果當班長
的那一個禮拜，他必須每天第一個到學校幫同學開門，他
認為這是他重要的「職責」，他很自然的負起責任，沒有

醫｜學｜小｜常｜識

在家中的行為治療技巧：

1.正向強化
方式：提供報酬或鼓勵、強化好的行為。

舉例：完成功課就可以做自己想做的事，看電視、玩
樂高、吃冰淇淋等。

2.暫時隔離法
方式：不好的行為出現時，將孩子暫時隔離。

舉例：打了弟弟，就要一個人到房間安靜五分鐘，不
可以跟大家一起玩。

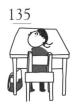

一天遲到。一個禮拜後，他很驚喜的發現：「我真的可以做到！」建立信心後，遲到的壞習慣很快就改掉了。

3.反應代價

方式：不好的行為出現時，把報酬或鼓勵取消。

舉例：沒做完功課就不能玩玩具。

把姊姊的東西弄亂了，要負責整理好之外，可以再幫忙做一件家事。

4.代幣制度

方式：把正向強化及反應代價結合。

舉例：做完功課就可得到點數，沒在位子上坐好就扣點數，一星期後以點數換取獎品。

★運用這些技巧，若不小心，就可能含有處罰的成份，造成負面效果。所以盡量以鼓勵的方式和孩子溝通，才是最佳的管教方式。

‧別用高分策略，也別讓寫作業變成懲罰

考試的目的，是要讓孩子知道自己還有哪些地方不懂，需要進一步學習，而非故意為難孩子。考試最重要的，也不是結果，而是要讓孩子們愛上讀書。

有些老師喜歡把成績打低一點，故意讓人不及格，要學生們知道這門課不好學，要更認真才行。這方法對有動機考高分的孩子或許管用，但是學習動機本來就比較低的孩子，不斷碰到挫折，最後可能就直接放棄了。

另一個不好的教育方式，就是把寫作業當做「懲罰」，以為「罰寫十次」既沒有打孩子，還可以讓他們把錯誤訂正，是最好的方法。沒想到處罰過量時，孩子根本寫不完，只好亂寫，還對寫功課有了很負面的連結，一想到寫字就害怕、討厭。寫功課變得一點樂趣都沒有，怎麼可能好好學習。

另外，「從遊戲中學習」對ADHD的孩子來說，是更好的學習方式。跟父母一起玩遊戲、做實驗，不用釘在書桌前，一點也不枯燥，學習變有趣了，學習動機自然就會增強。

與孩子一起完成事情

　　帶著孩子做家事，一起完成一件事的感覺真的很好。一起洗碗、拖地、收衣服，好動的ADHD孩子忙得不亦樂乎，不只增進親子的感情，也讓孩子很有成就感。

　　如果孩子亂丟玩具，千萬別急著幫他收拾。罵完唸完就馬上彎下腰收東西，反而讓孩子不在意父母的責罵。孩子真的做不好，寧願多花一些時間陪孩子一起收拾，心平氣和的問他：「這個該收在哪裡？我們把它收好。」久了，孩子們自然就知道這是自己的工作。記得多用「我們」，少用「你」。

　　與其指揮孩子書包放那裡、襪子放這裡、作業簿放在桌上，不如「實地演練」，帶著他們做。當孩子把書包丟在地上時，就請他再來一次，重新把書包放到椅子上，經由潛移默化，養成把書包擺放在正確、固定地方的習慣。

共同制訂生活規範，堅守生活時刻表

　　父母在家裡有太多事情要盯著孩子，不如一起討論生活時刻表，把每天該做的事情排出時間順序。孩子參與討論，才不會訂出看卡通的時間得去洗澡的慘劇。一旦經過雙方同意、確認，這份時間表就必須嚴格遵守。

當然，孩子們不會主動守時，就算卡通演完，他們還是會耍賴說：「等一下嘛！」媽媽不用吼罵，只要態度堅定的把電視關掉，告訴他們：「沒有等一下，現在就去洗澡。」沒有責罵，但是態度清楚，孩子們就會遵守。

孩子確實遵守時間後，別忘了讚美他們：「你好棒，可以遵守約定，而且把時間都省下來了。」要讓孩子明白，每一回說「等一下」，其實只是把痛苦的感覺往後拖延而已，該做的事情卻一樣也沒做完。

話雖如此，ADHD的孩子真的很會拖拖拉拉，老是說：「等一下嘛！」你可以心平氣和地說：「我們不要把寶貴時間浪費掉，就是現在！」加上肢體，讓他開始起身動作，再稱讚他。

吃夠睡足，才不會造成專注力與自我控制力低落

成長期的孩子一定要吃夠睡飽，才不會影響發育，也能提升學習力與專注力。飲食方面，孩子喜歡吃父母眼中的垃圾食物，炸雞、洋芋片、可樂等。與其強制他們、控管零用錢、冰箱裡只有健康食品，還不如跟他們討論：「為了健康，某類食物絕對禁止，但有些食物，雖然不太健康，還是可以吃一些。」每個人都有選擇喜愛食物的權

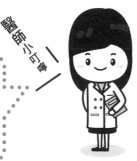

醫師小叮嚀

早睡早起，心情愉快，時間充裕，吃個營養、健康的早餐，好好滋養腦部，開始一天專心又充實的學習囉。

利，適度讓孩子吃些零食無傷大雅。

　　睡眠，是孩子的大問題。相關研究指出，臺灣孩子的睡眠時間比其他國家少了將近九十分鐘。青春期的孩子需要靠規律、足夠的睡眠，才會正常的分泌生長激素，並讓身體得到足夠的休養。臺灣的教育制度和傳統的士大夫觀念，剝奪了他們的睡眠。

　　我曾參加我孩子的家長懇談會時，校長強調：「國三晚自習到九點後回家，一定要讀到十二點才能上床睡覺。」我身為母親，又是專業的精神科醫師，勸告校長：「晚睡對孩子腦部、發展都不好，應該回家後就準備上床，讓他們多睡。」可惜校長、老師和大部分的家長並不認同我的建議，只希望成績好。

　　睡眠對ADHD的孩子尤其重要，可以幫助他們更有專注力與自我控制的能力，睡眠不足，身體與精神變差，情

緒容易低落，造成惡性循環。睡眠之外，如果能夠加強運
動，不但可以發洩過多的精力，還可以訓練手眼的協調、
讓心情愉快。

　　不過，也不是只有學校的功課會讓孩子焚膏繼晷，
電腦遊戲才是他們廢寢忘食的主因。許多父母以「控管使
用時間」來規範孩子，卻造成更大的衝突。我則通常用勸
導的方式：「高醫師保證，以後一定有更好玩、更新的電
腦遊戲，但是你成長只有這幾年，睡得夠才會長得高、又
聰明，長得帥、變漂亮，又不會長青春痘，因為過了這段
時間，就沒有機會了。這時記性最好，多讀書，記在腦子
裡，誰也偷不走，可以用好幾十年。你先好好睡覺，快快
長大，以後長大若還有興趣，多的是時間和更好玩的遊戲
可以玩。」

　　有些孩子反叛心強，不喜歡被管束，只要讓他們知
道：「你的人生很長，父母跟醫師只需要為你負責到十八
歲，他們是最關心和愛你的人，只要這四、五年好好聽爸
媽和醫師的話就好了。若能聽進去，往後的幾十年，你會
過得比較快樂。」孩子聽到會比較放鬆。否則，光是想到
父母要管自己一輩子，反抗心就升上來。

接受孩子天馬行空的想法，幫助他們找到興趣

　　每個孩子都有獨特的潛能與優點，父母的責任就是幫助他們找到潛能。特別是ADHD的孩子，他們腦袋裡有很多想法，挑戰父母原有的框架。父母千萬不要壓抑那些天馬行空的想法，它們可能不切實際，卻充滿想像力。

　　當孩子拋出奇特想法時，不要嫌煩，一味的把他們趕去寫功課，而是要給他們充分的時間與空間表達自己。傳統的學習方法與學校課業大都很枯躁，根本無法引起學生的興趣，更別提激起他們的潛能了。父母倒是可以常常鼓勵孩子多看書和參加活動，以彌補學校教育的不足。

　　ADHD孩子是夢想家，不是執行家，他們有旺盛的精力、熱愛冒險、不怕吃苦。只要能夠幫助他們找到興趣，就有很大的機會發光發熱。

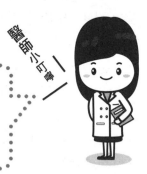

醫師小叮嚀

吃飽睡足、多運動、多閱讀，可幫助ADHD的孩子穩定情緒、增加認知能力、身體健康。良好身心狀態是ADHD孩子病情穩定的基礎。

一次只做一件事，體會「完成事情」的美好感覺

ADHD的孩子太容易分心，老是同時做五、六件事情，結果就是什麼都做不好。讓他們體會「完成事情」的美好感覺很重要，否則他們很容易把事情起個頭就扔下不管，明明只要耐下性子收尾就可以有個美好的句點，他們偏偏做不到。

毓維是我從小照顧的孩子，現在已經是電子公司的主管，能力很好，也相當聰明，可惜他的博士念了十年都還拿不到學位。其實他的論文早就寫完，只要把格式調整好，就可以拿到學位，他偏偏留下個尾巴，因為他又找到另一件有趣的事情了。

訓練孩子「把一件事情做完」相當重要，無論他們怎麼耍賴，我都堅持要看到他們完成，因為這是人生中很重要的經驗，他們才會相信自己，知道自己「真的可以把事情做完」。

訓練要從小開始，例如作業分段寫，不停的體驗到「完成一件事情」的快樂感覺；也可以利用計時器，當孩子寫功課時，為他們設定一小段時間，讓他們學會在時限內完成。例如鼓勵他們在二十分鐘內寫完三行功課，這是很容易達到的目標，可以累積他們的成就感，養成在設定

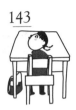

時間內完成事情的習慣。

寫功課的空間，不要放課本以外的東西

　　為了讓孩子好好學習，父母願意付出一切，為他們佈置最棒、最漂亮的書房，卻沒想到精心設計的一切，反而讓孩子分心。

　　最適合他們的書房，要漆白色油漆，桌面也是白色，桌子上不要有任何的玩具、圖片、故事書，當孩子在寫功課時，桌上只有課本，他才能專心在作業本上。

　　我們家的孩子在上大學前，很喜歡在餐桌上和我一起讀書工作，兩個孩子各據一方，桌子收得乾乾淨淨，只擺了他們正在寫的作業，寫完一批就拿走換下一批，清清楚楚，比較容易專心。更重要的是，孩子在寫功課時，家裡沒有人看電視，他們才不會因為受吸引而分心。

設定自我檢核表，幫助孩子記得

　　ADHD孩子很健忘，最好的方法就是設計各種「檢核表」。收書包時參考家庭聯絡簿，把該帶的課本收好。甚至設計成表格，每收好一件物品就打一個勾勾，便於確認。

　　便利貼能幫助他們記憶，怕忘記的事情馬上寫下來，

貼在課本封面，該繳的班費、額外的練習本，老師一交代
就馬上寫下來貼好，保證不會忘記。隨身小筆記本也很實
用，可以讓他們把想講的話、突然想起的事情，好好的寫
下來。

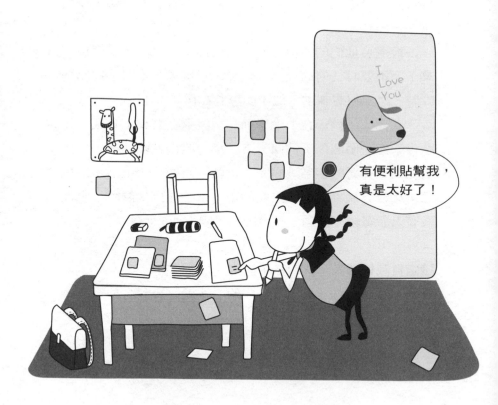

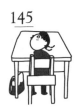

　　手機也是很好的工具，用手機訂行事曆，時間一到，手機就會傳簡訊提醒：「該看歷史了！」「該算數學了！」督促他馬上去做，不會再忘東忘西。

培養團隊精神，從運動中學會配合他人，建立同儕關係

　　ADHD的孩子在選擇運動項目時，建議以團隊運動如籃球、排球為主，藉由團隊運動，學會與人互動、團隊精神，以及配合他人。孩子為了打球，必須配合別人的打球時間、配合防守進攻的策略，無論對組織能力或者人際互動，都是很好的訓練。尤其是男生會打籃球、排球，更容易交到朋友。

　　家有ADHD小孩，父母真的得多費心思，除了要把家當成最好的治療場域外，一定要好好跟學校溝通，幫助孩子順利成長。請記得，支持和鼓勵並不是放縱，如果凡事都順著孩子，完全不加以規範和矯正，那對孩子絕對有害無益。

　　達明是我的個案，現在念高中三年級，父母親為了讓他「快快樂樂成長」，毫不約束他，從他國小二年級就被送到體制外學校，讓他在山林裡隨性發揮，卻沒有教育

他。有一天，他自己從山上跑來找我，哭著說：「高醫師，我好害怕，我要畢業了，卻什麼都不會。我以後要做什麼？我都不知道。我的未來該怎麼辦？」

達明不是特例，甚至有三十歲的患者在我的門診室裡哭了：「我好難過小時候沒有好好治療，我明明有能力念書，卻念得不好，爸媽也不管我。現在我都三十歲了，要怎麼重頭開始？我又不能再回去念小學和國中。我覺得自己好沒用。」

父母的「隨性」變成了「放任」，讓孩子失去自信心、成就感與競爭力，對孩子並不公平。

孩子的成長，是父母的責任，一旦生下孩子，就該為他們付出愛，負起照顧和教養的責任，希望他們未來可以成為對社會有所貢獻、有能力追尋夢想、活出自己潛能的大人。ADHD孩子雖然看似難以約束，但只要找對方法，持續努力，他們一樣可以擁有健康快樂的人生。

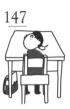

醫｜學｜小｜常｜識

針對青少年及成年ADHD患者的生活小技巧
（以訓練「組織」與「等待」技巧為主）：

1. 隨身攜帶 PDA或是筆記本，將該做、該記的事情馬上記下來，千萬不要偷懶，因為注意力一分散，該做的事就會忘光光。

2. 不要經常更換包包，常用的東西固定放在一起。也可以準備一個小袋子，每次出門必備的東西都整理在一起，例如錢包、手機、鑰匙、行程表。

3. 寫著注意事項的筆記本也可以當作檢核表，每完成一件事情，就在筆記本上做個記號，記號愈多，表示事情正在一樣一樣完成，很有成就感。

4. 每次講話之前，特別是生氣的時候，先思考三十秒，或在心中默數一到三十，不要急著回話。

5. 在家裡安排一個私人的區域，作為訓練專心的地方，規定自己每天一定要坐在這裡看書、寫作業或處理工作，每次至少三十分鐘才能站起 來走動。耐心是可以培養的，經過反覆練習，一定會有進步。

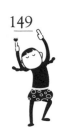

【結語】

應允真愛

　　家有ADHD孩子，對父母是一大挑戰，對孩子本身更是一生的功課。停不下來的孩子，常惹得父母發怒，因此充滿挫折。

　　《家有過動兒》一書，結合了我二十年的臨床經驗及研究報告，用淺顯易懂的語言，幫助爸爸媽媽瞭解ADHD孩子的行為模式，也深入淺出地敘述行為治療與藥物治療的重點。父母們千萬別灰心放棄，只要能夠掌握行為治療的方法，讓學校跟家庭同步合作，並配合醫療，以最大的愛心耐心，一步一步來，就能改善孩子的情緒、行為、學習表現與社交技巧。

　　當我們把孩子帶到這個世界上，就應允了他們無私的愛。ADHD的孩子更需要無條件的愛來包容、瞭解。

　　祝福每一位ADHD的孩子都能夠找到自己的路，擁有美好光明的未來。

【附錄一】

ADHD的腦功能及基因研究

前言

ADHD是兒童青少年精神疾病中一個常見的臨床問題，對個人學業、工作及人際關係等層面產生極大影響。雖然造成ADHD的病因尚無定論，但由於目前分子基因與影像醫學的研究進展迅速，讓我們可以從神經心理學、神經生理學、神經影像學、動物模式以及基因等各個不同面向，來探討ADHD的致病原因以及病理生理機轉。

神經心理學

藉由神經心理測驗，可間接評估人類的知覺、認知、與行為等腦部功能。過去的神經心理學研究發現，ADHD

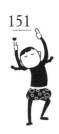

的行為表現是由於腦部功能異常所致，其中前額葉與紋狀體迴路及前額葉與頂葉迴路相關的研究最多。與ADHD最有關連性的神經心理功能障礙包括：抑制功能、工作記憶、反應時間的變異量、延遲嫌惡、視覺記憶，以及時間知覺。

　　停止作業（Stop task）與叫色作業（Stroop test）是測量抑制功能常用的神經心理作業。停止作業是讓受試者先對某一刺激產生反應的連結，然後隨機出現停止的訊號，估計個案產生抑制行為功能所需要的反應時間（Signal Suppression Reaction Time，SSRT）。研究顯示ADHD組的反應時間比正常組慢，顯示在行為抑制功能的缺損。

　　功能性核磁共振（fMRI）的研究指出，SSRT最主要是由前額葉與其他腦區迴路負責。叫色作業除了測量抑制功能以外，也牽涉語言、注意力等其他功能，涉及的大腦部位包括前扣帶迴、頂葉下部、視丘與語言有關的部位。因此在叫色作業表現的差異，不能只歸類為抑制功能的障礙。

　　ADHD患者也有明顯的工作記憶障礙。測量工作記憶的神經心理學測驗有多種，包括數字逆背、自控點選（Self ordered pointing, SOP）等。SOP作業是請受試者看

圖片並點選之前沒有出現過的物品，它包含的心理歷程，除了工作記憶外，也包括抑制錯誤的反應與視覺空間能力。SOP作業在MRI的研究指出與前額葉背側有明顯關連性。

雖然ADHD的衝動行為症狀可以由前額葉執行功能異常的行為抑制功能理論所解釋，不過卻有另一些學者提出延遲嫌惡的理論，認為ADHD的三個行為症狀，注意力不足、過動與衝動皆是個體想要逃離與躲避時間延遲所產生的不適感，為了適應環境而出現的功能性行為。在延遲滿足的作業中，ADHD孩子總是傾向選擇立即性且較小的獎賞，這類行為通常被學者視為衝動行為，但是對於ADHD患者而言，卻可以減少參與作業的時間，而減少了時間延遲的嫌惡感。這樣異常的行為偏好表現，也造成許多認知功能如工作記憶、組織計畫等功能無法正常發展與運作。

ADHD患者也有視覺記憶障礙，包括空間辨識記憶、圖型辨識記憶、配對關聯學習、延遲圖型配對等功能，這些障礙會導致在日常生活功能與課業學習困難。以劍橋電腦化神經心理測驗組套（Cambridge Neuropsychological Test Automated Battery, CANTAB）施測，發現ADHD患者及其未患病手足在空間辨識記憶與延遲樣本配對等測驗

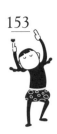

上都呈現明顯障礙。未來我們將進一步結合基因研究,以找出造成此視覺記憶內在表現型的相關基因。

時間知覺是評估一個人的主觀時間感,研究顯示ADHD患者有時間知覺障礙,造成無法耐心等待的衝動症狀,及時間管理差。當ADHD患者面對無法選擇的環境時(如課堂上的學習情境),為了逃避時間延遲所帶來的不適感,只好創造或是注意一些與時間線索無關的活動,以轉變對於時間長度的知覺,讓時間感縮短。ADHD患者及其未患病手足在單測驗(single task)與雙測驗(dual task)均呈現明顯障礙,因此時間知覺障礙亦可被視為ADHD的內表現型。

神經影像學

常見的ADHD研究方式可分為結構性及功能性影像學研究。結構性研究常以MRI(核磁共振)分析腦部體積、皮質厚度,擴散張量影像DTI(diffusion tensor imaging)及最新的磁振擴散頻譜造影DSI(diffusion spectrum imaging)技術可以分析白質的神經束連結。功能性研究常以正子造影(PET)或功能性MRI分析腦部血液灌流及含氧量的變化,以間接得知神經活動的狀態。

　　許多結構性研究一致發現，ADHD患者腦區的體積較正常人小，包括大腦的背外側前額葉皮質、眼眶額葉皮質、尾狀核、蒼白球、前扣帶皮質及胼胝體，以及小腦的後下葉及蚓部。

　　最近研究顯示ADHD的大腦皮質成熟較晚。一般兒童的額葉大腦皮質厚度大約在7到8歲左右達到頂端，但ADHD孩子要11歲左右才達到頂端。到了青少年時期，一般人的大腦皮質會開始變薄，ADHD患者若沒有接受治療，其大腦皮質變薄的速度會更快，因此ADHD患者在腦部生理學發展方面確實有明顯的異常變化。

　　DTI及DSI可以提供關於腦內神經纖維束的走向及完整性，能夠直接呈現腦部區域之間結構上的連結。除了大腦皮質異常之外，研究也顯示ADHD患者的腦部神經連結方面可能有缺損，例如在右側半腦的前動作區、內囊的前肢、和大腦腳，以及左側半腦的小腦腳、小腦、和頂葉枕葉區，兩側腦部由額葉、紋狀體、頂葉、到小腦的神經網路，都有功能性連結缺損的現象。

　　近期研究發現在額葉、小腦、皮質脊髓徑、上縱束及前放射冠等腦區及神經，ADHD患者的白質的完整性不同於正常人。臺大ADHD研究團隊的初步研究也顯示ADHD

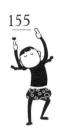

兒童及成人患者有腦部神經聯結障礙。

　　fMRI可以呈現腦部血氧濃度的狀態，間接反應出神經活動的狀態。不同的認知測驗，會引發不同腦區的活動。研究發現，ADHD患者的腦部活動異於一般人，最常被提出的異常為額葉紋狀體、額葉－頂葉及額葉－小腦之迴路。

　　PET也是大腦的功能性研究的重要工具，利用不同的放射性物質，可以提供腦部的葡萄糖代謝及腦部灌流的資訊，也可用於研究多巴胺的代謝及多巴胺相關的接受器。因PET有放射線的問題，在倫理上不適合用於兒童及青少年研究，近年來分析腦部灌流時，已逐漸用fMRI取代PET。

　　整合上述研究結果，ADHD患者最常被報告異常的區域為前額葉、前扣帶皮質、紋狀體及小腦。背外側及腹外側前額葉皮質均和許多執行功能相關，像是注意力、計畫、工作記憶等能力，而腹外側前額葉皮質又和行為抑制相關；前扣帶皮質屬於報償迴路的一部分，其功能和注意力、行為抑制、覺察錯誤及動機相關；紋狀體被認為和執行功能及報償迴路相關；小腦可能和認知功能相關，但其作用仍有待釐清。

而ADHD患者最常被報告異常的神經纖維束為額葉—
紋狀體迴路。目前臺大的研究團隊正進行全腦上百條神
經軸束分析，以瞭解其他的神經纖維束在ADHD患者的變
異。

神經電生理學

大約有30%到60%的ADHD患者，曾經被報告有腦
電波的異常量化（quantitative electroencephalography,
QEEG）。研究發現，不論在休息狀態或進行認知活動
時，ADHD患者顯示有過多的theta波，同時伴隨有alpha
波與beta波的缺損。

綜合上述神經生理學研究結果，ADHD在腦部皮質發
育、神經聯結、以及電生理活動方面都出現異常之變化，
而這些生理變化也可以被當作ADHD的內在表現型，未來
的研究可結合神經心理學與神經生理學兩方面的內在表現
型，以便更完整並全面地探索ADHD的病理生理機轉。

動物模式

動物研究顯示ADHD症狀與單胺神經傳導系統的
異常有關，其中經常被研究的是多巴胺和正腎上腺素系

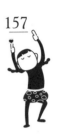

統，最具代表性的ADHD動物模式是自發性高血壓大白鼠（SHR，spontaneously hypertensive rats），在腦部正腎上腺素與多巴胺濃度不平衡時，老鼠會表現出ADHD的核心症狀。

除了外在的表現之外，神經心理學測驗也顯示SHR有認知功能的缺損。與對照鼠相較，當延遲給予增強物時，SHR較不容易產生新的學習反應，在空間記憶較弱，在聽覺刺激測驗中，也顯示較少的驚嚇反應。上述這些神經認知功能的異常，都有助於進一步瞭解ADHD的神經生理學變化。

雖然SHR被認為是具代表性的ADHD動物模式，但是有些研究發現SHR並不能完全代表人類的ADHD模式，例如在某些專注力測驗，以及藥物反應的研究中，SHR並未顯示出明顯效果。人類腦部生理病理變化的複雜性，不能以單一的動物模式研究來推論。

除了老鼠以外，其他的動物模式也曾用於ADHD研究，例如暴露於多巴胺的神經毒素的猴子，除了出現不專心的症狀，同時有注意力轉移以及時間知覺的障礙，可作為研究ADHD注意力不足亞型的動物模式。

基因

ADHD屬於複雜的遺傳性疾病，可能和很多基因都有關聯性，這些個別的基因雖然不會直接導致疾病，但會增加或減少罹病機會，而ADHD可能是這些基因與各種環境因子交互作用的結果。目前有幾種遺傳學方法來尋找ADHD的致病基因，例如相關性分析（association analysis），全基因體掃描（genome-wide scan），複製數變異（copy number variation, CNV）等。

目前的相關性分析顯示的可能候選基因種類非常多，集中在兩個主要的神經傳導系統：多巴胺系統，及正腎上腺素系統。其中DAT是最常被提到的ADHD候選基因，因為治療ADHD的中樞神經興奮劑是藉著阻斷多巴胺傳導以達到效果。臺大的研究團隊證實DAT基因和NET基因與ADHD的注意力不足亞型相關；且DAT基因與空間記憶，NET基因與視覺記憶有顯著相關。

其他常被研究的候選基因是DRD4、DRD5、DBH、5-HTT、HTR1B和SNAP-25。雖然ADHD是高遺傳性疾病，但至今並未找到確定的致病基因，未來將進一步探討基因與基因、基因與環境之間的交互作用。

ADHD的全基因體掃瞄並無發現任何基因達到統計上

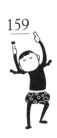

的意義，在量性分析方面，CDH13（和細胞黏合相關）基因與ADHD的整體症狀總分之間有顯著相關性，另一個GFOD1基因與注意力不足分數有關。

　　過去認為像ADHD一樣常見的精神疾病可能是由常見的基因變異所造成，但最近研究發現ADHD可能也與某些少見的基因變異有關。例如有文獻報告，在染色體16p13.11有一段複製數變異與ADHD有非常顯著的相關性，未來對這些複製數變異的研究將有助於更了解ADHD的致病機轉。

藥物基因學與影像基因學

　　近年來由於研究工具不斷進步，已經有愈來愈多研究探討藥物、影像醫學與基因之間的關係，因而形成藥物基因學（pharmacogenetics）以及影像基因學（imaging genetics）等新興學門。

　　在藥物基因學方面，研究焦點集中在藥物反應與DAT基因型之間的關係，因為DAT基因所轉譯合成的蛋白質多巴胺傳導正是治療ADHD藥物MPH作用的位置，但過去研究卻顯示了不一致的結果，可能與研究設計上的不同（前

瞻性或回顧性研究）有關，另外像藥物劑量的使用方式以及結果測量的工具，都有可能產生研究結果的差異。

　　未來的藥物基因學研究除了針對上述這些因素加以控制之外，也需要對不同的基因（如DRD4,DRD5,DBH,5-HTT,HTR1B,NET）、不同的藥物（如思銳）、以及基因與基因的交互作用等議題加以探討，而這些研究結果將有助於個人化醫療的發展，未來可根據ADHD個案不同的基因型來選擇最合適的藥物治療，以提升治療效果並降低副作用的發生。

　　影像基因學方面，可深入探索基因型對腦部結構以及功能所產生的影響，並瞭解ADHD由基因變異到神經系統異常的生理病理機轉。除了DAT基因之外，也有研究針對DRD4基因進行探討，例如DRD4基因第三個外顯子（exon III）上帶有7-repeat allele的個案，右側前額葉以及後頂葉的腦部皮質較薄。另外有研究指出，其小腦皮質也顯著較薄，這些研究結果都證實了DRD4基因確實會對ADHD的腦部產生明顯影響。

結論

　　綜合上述的研究顯示ADHD是屬於遺傳疾病中的複雜疾病，意即ADHD並非單一致病基因所造成，而是許多相關的基因共同作用所產生的神經發展疾病，在腦部的神經結構與功能上，以及在神經心理功能及行為表現上，皆呈現異常，有待科學界持續的研究與探索。

【附錄二】

延伸閱讀

- 《301個專注力教養祕訣》（2013），王意中，智園。
- 《我的過動人生》（2012），吳沁婕，策馬入林。
- 《不是你不再有吸引力，是他缺乏注意力》（2012），Melissa Orlov，遠流。
- 《我ADHD，就讀柏克萊》（2011），布萊克‧泰勒（Blake e. s. Tayler），智富。
- 《小J的聰明藥》（2011），林滿秋，小魯文化。
- 《過動媽咪vs.蜜蜂兒子：好動母子的冷靜之旅》（2011），凱薩琳‧艾利生（Katherine. Ellison），智園。
- 《過動不需藥》（2011），史丹利‧葛林斯班、雅各柏‧葛林斯班（Stanley I. Greenspan, M.D. Jacob Greenspan），智園。
- 《當媽媽遇見過動兒》（2011），李宏鎰，心理。
- 《我的過動症：一段從寓言到輔導的旅程》（2011），Laura Wolmer，心理。
- 《注意力不足／過動症怎麼辦：及時煞車，化解威脅》（2010），派翠西亞‧昆恩、茱蒂斯‧史登（Patricia O. Quinn、Judith M. Stern），書泉。
- 《教養過動兒：醫學沒告訴你的十件事》（2008），文森‧孟斯特拉（Vincent J. Monastra），世茂。
- 《遇見「過動兒」，請轉個彎》（2008），李宏鎰，心理。

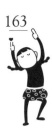

- 《讓過動兒也有快樂人生》（2007），
  琳達‧索納博士（Linda Sonna），新手父母。
- 《停不住的小孩》（2007），許世勳，桔子工作室。
- 《過動兒小米的生活紀事》（2006），犁人，新苗。
- 《過動兒的教養妙方》（2004），蔡美馨，新苗。
- 《過動兒小米十三少年時》（2004），犁人，新苗。
- 《兒童注意力訓練手冊》（2003），G.W.Lauth & .Schlottke，張老師文化。
- 《過動兒父母完全指導手冊》（2002），羅素‧巴克立（Russell Barkley），遠流。
- 《分心不是我的錯：正確診療注意力缺失症，重建有計畫的生活方式》（2000），Edward M. Hallowell，遠流。
- 《行為障礙症兒童的技巧訓練》（1999），M. L.Bloomquist等，心理。

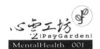

MentalHealth 001

臺大醫師到我家‧精神健康系列
家有過動兒：幫助ADHD孩子快樂成長
Having a Child with Attention－Deficit
Hyperactivity Disorder
作　　者—高淑芬（Susan Shur-Fen Gau）

總 策 劃—高淑芬
主　　編—王浩威、陳錫中
合作單位—國立臺灣大學醫學院附設醫院精神醫學部
贊助單位—財團法人華人心理治療研究發展基金會

出 版 者—心靈工坊文化事業股份有限公司
發 行 人—王浩威　　　總 編 輯—徐嘉俊
企劃總監—莊慧秋　　　主　　編—周旻君
文字整理—瞿欣怡　　　特約編輯—王祿容
美術編輯—黃玉敏　　　內頁插畫—吳馥伶

通訊地址— 106 台北市信義路四段53巷8號2樓
郵政劃撥— 19546215　　戶名—心靈工坊文化事業股份有限公司
電話—02）2702-9186　　傳真—02）2702-9286
Email— service@psygarden.com.tw
網址— www.psygarden.com.tw

製版‧印刷—中茂分色製版印刷事業股份有限公司
總經銷—大和書報圖書股份有限公司
電話—02）8990-2588　　傳真—02）2990-1658
通訊地址— 242台北縣新莊市五工五路2號（五股工業區）
初版一刷— 2013年9月　初版十四刷— 2024年6月
ISBN— 978-986-6112-80-5　定價— 240元

版權所有‧翻印必究。如有缺頁、破損或裝訂錯誤，請寄回更換。

國家圖書館出版品預行編目（CIP）資料

家有過動兒：幫助ADHD孩子快樂成長／高淑芬作. －－初版. －－臺北市：
心靈工坊文化，2013.09
  面；公分（MentalHealth；01）（臺大醫師到我家，精神健康系列）
  ISBN 978-986-6112-80-5（平裝）

1. 過動兒 2. 親職教育

415.9894   102015599

心靈工坊 書香家族 讀友卡

感謝您購買心靈工坊的叢書，為了加強對您的服務，請您詳填本卡，
直接投入郵筒（免貼郵票）或傳真，我們會珍視您的意見，
並提供您最新的活動訊息，共同以書會友，追求身心靈的創意與成長。

書系編號—MH 001　　　　書名—家有過動兒：幫助 ADHD 孩子快樂成長

姓名　　　　　　　　　　是否已加入書香家族？□是　□現在加入

電話（O）　　　　　　（H）　　　　　手機

E-mail　　　　　　　　　　　　生日　年　　月　　日

地址 □□□

服務機構（就讀學校）　　　　　　　職稱（系所）

您的性別—□ 1. 女 □ 2. 男 □ 3. 其他

婚姻狀況—□ 1. 未婚 □ 2. 已婚 □ 3. 離婚 □ 4. 不婚 □ 5. 同志 □ 6. 喪偶
□ 7. 分居

請問您如何得知這本書？
□ 1. 書店 □ 2. 報章雜誌 □ 3. 廣播電視 □ 4. 親友推介 □ 5. 心靈工坊書訊
□ 6. 廣告 DM □ 7. 心靈工坊網站 □ 8. 其他網路媒體 □ 9. 其他

您購買本書的方式？
□ 1. 書店 □ 2. 劃撥郵購 □ 3. 團體訂購 □ 4. 網路訂購 □ 5. 其他

您對本書的意見？
封面設計　　　　□ 1. 須再改進 □ 2. 尚可 □ 3. 滿意 □ 4. 非常滿意
版面編排　　　　□ 1. 須再改進 □ 2. 尚可 □ 3. 滿意 □ 4. 非常滿意
內容　　　　　　□ 1. 須再改進 □ 2. 尚可 □ 3. 滿意 □ 4. 非常滿意
文筆／翻譯　　　□ 1. 須再改進 □ 2. 尚可 □ 3. 滿意 □ 4. 非常滿意
價格　　　　　　□ 1. 須再改進 □ 2. 尚可 □ 3. 滿意 □ 4. 非常滿意

您對我們有何建議？

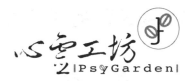

10684 台北市信義路四段 53 巷 8 號 2 樓
讀者服務組　收

免　貼　郵　票　　　　　　（對折線）

加入心靈工坊書香家族會員
共享知識的盛宴，成長的喜悅

請寄回這張回函卡（免貼郵票），
您就成為心靈工坊的書香家族會員，您將可以——

隨時收到新書出版和活動訊息
獲得各項回饋和優惠方案